国家卫生健康委员会"十四五"规划教材

全国高等学校配套教材

供基础、临床、预防、口腔医学类专业用

医学物理学
学习指导

第6版

主　　编　王　磊　杨中芹

副主编　王　岚　刘东华　黄　浩

编　　委　（以姓氏笔画为序）

王　岚	哈尔滨医科大学	杨华哲	中国医科大学
王　勇	昆明医科大学	张少良	华中科技大学
王　磊	四川大学	陈月明	安徽医科大学
王昌军	锦州医科大学	幸浩洋	四川大学
龙孟秋	中南大学	黄　浩	福建中医药大学
刘东华	河南医药大学	盖立平	大连医科大学
刘淑静	天津医科大学	盖志刚	山东大学
杨中芹	复旦大学		

人民卫生出版社
·北 京·

图书在版编目（CIP）数据

医学物理学学习指导 / 王磊，杨中芹主编. -- 6 版.

北京 ： 人民卫生出版社，2025. 7. --（全国高等学校

五年制本科临床医学专业第十轮规划教材配套教材）.

ISBN 978-7-117-38272-4

Ⅰ. R312

中国国家版本馆 CIP 数据核字第 2025MC8968 号

人卫智网	www.ipmph.com	医学教育、学术、考试、健康，
		购书智慧智能综合服务平台
人卫官网	www.pmph.com	人卫官方资讯发布平台

医学物理学学习指导

Yixue Wulixue Xuexi Zhidao

第 6 版

主　　编：王　磊　杨中芹

出版发行：人民卫生出版社（中继线 010-59780011）

地　　址：北京市朝阳区潘家园南里 19 号

邮　　编：100021

E - mail: pmph @ pmph.com

购书热线：010-59787592　010-59787584　010-65264830

印　　刷：北京印刷集团有限责任公司

经　　销：新华书店

开　　本：787×1092　1/16　　印张：10

字　　数：262 千字

版　　次：2002 年 5 月第 1 版　　2025 年 7 月第 6 版

印　　次：2025 年 7 月第 1 次印刷

标准书号：ISBN 978-7-117-38272-4

定　　价：35.00 元

打击盗版举报电话：010-59787491　E-mail: WQ @ pmph.com

质量问题联系电话：010-59787234　E-mail: zhiliang @ pmph.com

数字融合服务电话：4001118166　E-mail: zengzhi @ pmph.com

前言

　　《医学物理学学习指导》(第6版)是全国高等学校五年制本科临床医学专业第十轮规划教材《医学物理学》(第10版)的配套教材。为配合深化医学教育改革,更好地适应临床医学人才培养体系,《医学物理学》从第9版改进发展到了第10版。本书及时根据《医学物理学》(第10版)的修订,做了相应结构调整和内容布局,旨在突出基本理论、基础知识的掌握,注重了解物理基础知识,强化现代物理思想、概念和方法,同时重视培养分析问题、解决问题的能力。通过对教材中所有的习题详细分析,帮助读者掌握各章节物理问题的分析方法,《医学物理学学习指导》(第6版)继承了第5版的内容严谨、丰富等特点,力图帮助学生在使用教材学习课程时,对相关的物理定律有更深的理解,拓宽解决问题的思路,提升解决问题能力。

　　本书不仅可以作为《医学物理学》(第10版)教材的教学参考书使用,也可供使用其他同类教材的读者进行参考。

　　由于编者学识和经验的限制,书中不当之处在所难免,切望使用本书的师生和同道们指正。

王　磊　杨中芹

2024 年 12 月

目录

第一章 | 力学基本定律

一、本章内容提要

1. **质点** 质点是物理模型,当物体的大小和形状可忽略,物体抽象为具有质量的点。

2. **位置矢量(位矢)** 质点在参照系选定坐标中的位置矢量。直角坐标系中,位矢为 $\boldsymbol{r}(t)=x(t)\boldsymbol{i}+y(t)\boldsymbol{j}+z(t)\boldsymbol{k}$。

3. **位移** 质点在一段时间内位置矢量的改变量 $\Delta\boldsymbol{r}=\boldsymbol{r}_2-\boldsymbol{r}_1$。位移是矢量。直角坐标系中,位移为 $\Delta\boldsymbol{r}(t)=\Delta x(t)\boldsymbol{i}+\Delta y(t)\boldsymbol{j}+\Delta z(t)\boldsymbol{k}$。

4. **速度、速率** 速度是单位时间内质点的位移 $\boldsymbol{v}=\dfrac{\mathrm{d}\boldsymbol{r}}{\mathrm{d}t}$,速率是单位时间内质点的运动路径长度 $v=\dfrac{\mathrm{d}s}{\mathrm{d}t}$。速度是矢量,速率是标量。

5. **加速度** 单位时间内质点的运动速度随时间的变化 $\boldsymbol{a}=\dfrac{\mathrm{d}\boldsymbol{v}}{\mathrm{d}t}=\dfrac{\mathrm{d}^2\boldsymbol{r}}{\mathrm{d}t^2}$。加速度是矢量。

6. **角速度** 角速度是单位时间中的角位移 $\boldsymbol{\omega}=\dfrac{\mathrm{d}\theta}{\mathrm{d}t}\boldsymbol{k}$,角速度矢量的方向与角位移方向符合右手螺旋关系。角加速度是单位时间中角速度改变量,其大小为 $\alpha=\dfrac{\mathrm{d}\omega}{\mathrm{d}t}=\dfrac{\mathrm{d}^2\theta}{\mathrm{d}t^2}$。角速度与速度的关系为 $\boldsymbol{v}=\boldsymbol{\omega}\times\boldsymbol{r}$。

7. **圆周运动的速度** 圆周运动的速度方向沿圆周切向 $\boldsymbol{v}=v\boldsymbol{e}_t=\dfrac{\mathrm{d}s}{\mathrm{d}t}\boldsymbol{e}_t$。

8. **圆周运动的加速度** 圆周运动的加速度矢量为 $\boldsymbol{a}=\boldsymbol{a}_t+\boldsymbol{a}_n=\dfrac{\mathrm{d}v}{\mathrm{d}t}\boldsymbol{e}_t+\dfrac{v^2}{r}\boldsymbol{e}_n$,其中 $a_t=r\alpha$ 为切向加速度,是圆周运动速度大小的改变的度量;$a_n=\dfrac{v^2}{r}=r\omega^2$ 为法向加速度,是速度方向改变的度量。

9. **运动的相对性** 质点的绝对运动为牵连运动和相对运动的叠加。质点相对静止参照系的速度称为绝对速度 $\boldsymbol{v}$,相对于运动参照系的速度称为相对速度 $\boldsymbol{v}'$,运动参照系相对于静止参照系的速度称为牵连速度 $\boldsymbol{u}$,速度合成关系为 $\boldsymbol{v}=\boldsymbol{v}'+\boldsymbol{u}$。

10. **牛顿第一定律** 质点如果不受外力的作用,它将保持原有的静止状态或做作匀速直线运动。

11. **牛顿第二定律** 作用在物体上的合外力等于物体的动量随时间的变化率,$\boldsymbol{F}=\dfrac{\mathrm{d}m\boldsymbol{v}}{\mathrm{d}t}$。宏观低速条件下,质量 m 为常量,为惯性质量,牛顿第二定律表达为 $\boldsymbol{F}=m\boldsymbol{a}$。

12. **牛顿第三定律** 如果物体 A 以力 $\boldsymbol{F}_A$ 作用在物体 B 上,则物体 B 也必然同时以一个等大反

向的力 F_B 作用在物体 A 上,即 $F_A = -F_B$。

13. **惯性参照系** 牛顿运动定律成立的参照系称为惯性参照系。

14. **非惯性系** 相对于惯性系做加速运动的参照系。非惯性系中牛顿定律不适用。

15. **惯性力** 在非惯性系中引入惯性力,可运用牛顿运动定律解决力学问题。惯性力是虚拟力,是参照系惯性的体现。非惯性系为平动参照系,引入平移惯性力,为 $f_i = -ma_0$;若非惯性系为转动参照系,则引入惯性离心力,为 $f_c = -r\omega^2$。

16. **质心** 质心的位置是质点系的质量分布中心。

$$r_C = \frac{m_1 \boldsymbol{r}_1 + m_2 \boldsymbol{r}_2 + \cdots + m_n \boldsymbol{r}_n}{m_1 + m_2 + \cdots + m_n} = \frac{\sum (m_i \boldsymbol{r}_i)}{\sum m_i} \quad \text{或} \quad r_C = \frac{\int \boldsymbol{r} \mathrm{d}m}{\int \mathrm{d}m} = \frac{\int \boldsymbol{r} \mathrm{d}m}{m}。 \tag{1-1}$$

17. **质心运动定理** 质点系受到的合外力与质心加速度的关系为

$$\sum \boldsymbol{F}_i = m\boldsymbol{a}_C \tag{1-2}$$

质点系的内力和为零。

18. **冲量** 冲量 $\boldsymbol{I}$ 是力 $\boldsymbol{F}$ 的时间积累。作用于质点的力 $\boldsymbol{F}$ 与作用时间 $\mathrm{d}t$ 的乘积,称为元冲量 $\mathrm{d}\boldsymbol{I}$,即 $\mathrm{d}\boldsymbol{I} = \boldsymbol{F}\mathrm{d}t$。

19. **动量定理** 质点动量定理的微分形式

$$\boldsymbol{F}\mathrm{d}t = \mathrm{d}m\boldsymbol{v} \tag{1-3}$$

有限时间内质点的动量定理

$$\boldsymbol{I} = \int_{t_1}^{t_2} \boldsymbol{F}\mathrm{d}t = m\boldsymbol{v}_2 - m\boldsymbol{v}_1 \tag{1-4}$$

质点系的合外力冲量等于质点系总动量 $\sum_i (m_i \boldsymbol{v}_i)$ 随时间的变化。质点系动量定理的微分形式为

$$\left(\sum_i \boldsymbol{F}_i \right) \mathrm{d}t = \mathrm{d}\sum_i (m_i \boldsymbol{v}_i) \tag{1-5}$$

20. **动量守恒定律** 当质点系不受外力或合外力为零时,质点系的总动量保持不变。质点系内力的冲量和为零。

$$\sum_i (m_i \boldsymbol{v}_i) = 常量 \tag{1-6}$$

21. **功** 功是力的空间积累,力与力作用下质点位移的标量积称为功,记为 A,功为标量。力 $\boldsymbol{F}$ 与受力质点的元位移 $\mathrm{d}\boldsymbol{r}$ 的标量积为力的元功,$\mathrm{d}A = \boldsymbol{F} \cdot \mathrm{d}\boldsymbol{r}$。

22. **动能** 力对质点所做的功,使质点获得运动能量。动能的变化是做功的效果。质量为 m 的质点的动能表示为 $E_k = \frac{1}{2}mv^2$。动能为标量。

23. **动能定理** 在一定过程中,质点的动能改变等于力对它所做的功。

$$A = \frac{1}{2}mv_2^2 - \frac{1}{2}mv_1^2 \tag{1-7}$$

24. **一对内力对系统做的功** 质点系中一对内力的功之和与参照系无关,只与两质点的相对位移有关,其值等于其中一个质点所受的力与该质点相对于另一个质点的元位移的标积。

$$\boldsymbol{f}_{21} \cdot \mathrm{d}\boldsymbol{r}_2 + \boldsymbol{f}_{12} \cdot \mathrm{d}\boldsymbol{r}_1 = \boldsymbol{f}_{21} \cdot \mathrm{d}\boldsymbol{r}_{21} \tag{1-8}$$

25. **保守力** 保守力是系统内力,保守力闭合路径做功为零。

$$\oint \boldsymbol{F} \cdot \mathrm{d}\boldsymbol{r} = 0 \tag{1-9}$$

保守力做功与路径无关,仅决定于运动质点的始末位置的状态函数-势能 E_p 的变化。

$$A_{保守内力} = E_{PA} - E_{PB} = -\Delta E_P \tag{1-10}$$

26. 功能原理　机械能为动能和势能之和。

$$E = E_k + E_p \tag{1-11}$$

机械能的增量等于外力与非保守力所做功的代数和。

$$E_B - E_A = A_{外力} + A_{非保守内力} \tag{1-12}$$

27. 机械能守恒定律　若外力和质点系内的非保守内力做功都为零,即 $A_{外力} + A_{非保守内力} = 0$,则质点系的机械能守恒。

28. 碰撞　碰撞为两个质点相互靠近或发生接触时,在相对较短时间内发生强烈相互作用的过程,碰撞过程中系统只受内力作用。碰撞过程中动量守恒。两质点碰撞前的速度分别为 v_{10}、v_{20},碰撞后的速度分别为 v_1、v_2,质量分别为 m_1 和 m_2,则

$$m_1 \boldsymbol{v}_{10} + m_2 \boldsymbol{v}_{20} = m_1 \boldsymbol{v}_1 + m_2 \boldsymbol{v}_2 \tag{1-13}$$

29. 碰撞前后二质点系统动能的增量

$$\Delta E_k = \left(\frac{1}{2} m_1 v_1^2 + \frac{1}{2} m_2 v_2^2 \right) - \left(\frac{1}{2} m_1 v_{10}^2 + \frac{1}{2} m_2 v_{20}^2 \right) \tag{1-14}$$

$\Delta E_k \neq 0$,碰撞过程中存在机械能量损失,为非弹性碰撞;

$\Delta E_k = 0$,碰撞过程中两物体系统机械能守恒,这种碰撞称为完全弹性碰撞。

30. 碰撞恢复系数　碰撞的两质点同方向分离速度与接近速度之比 $e = \left| \dfrac{v_2 - v_1}{v_{10} - v_{20}} \right|$。

当 $e = 1$ 时,碰撞前后的相对速度相等,对应完全弹性碰撞;

当 $e = 0$ 时,碰后两质点不分离,对应完全非弹性碰撞;

当 $0 < e < 1$ 时,对应一般的非弹性碰撞。

31. 力矩　力矩是矢量,是受力点的位置矢量 $\boldsymbol{r}$ 与力 $\boldsymbol{F}$ 的矢量积。

$$\boldsymbol{M} = \boldsymbol{r} \times \boldsymbol{F} \tag{1-15}$$

力矩的大小为力的大小与力作用线和转轴之间的垂直距离的乘积。

$$M = Fr\sin\varphi \tag{1-16}$$

质点系所受的对 O 点的总力矩为 $\boldsymbol{M} = \sum\limits_i \boldsymbol{M}_i$。

32. 角动量　角动量是从定点 O 引向质点的矢量 $\boldsymbol{r}$ 与质点动量 $m\boldsymbol{v}$ 的矢量积。

$$\boldsymbol{L} = \boldsymbol{r} \times m\boldsymbol{v} \tag{1-17}$$

角动量的大小为 $\boldsymbol{r}$ 和 $m\boldsymbol{v}$ 为邻边的平行四边形面积。

$$L = rm\boldsymbol{v}\sin\theta \tag{1-18}$$

33. 角动量定理　质点系的外力对 O 点的冲量矩之和等于质点系对 O 点的角动量变化。

$$\int_{t_1}^{t_2} \boldsymbol{M}\mathrm{d}t = \boldsymbol{L}_2 - \boldsymbol{L}_1 \tag{1-19}$$

34. 角动量守恒定律　当合力矩为零时,$\boldsymbol{M} = \boldsymbol{0}$,质点系的角动量守恒,$\boldsymbol{L} =$ 恒矢量。对定轴 z 的合外力矩为零时,$M_z = 0$,质点系对该定轴的角动量守恒,$L_z =$ 常量。

35. 刚体定轴转动的转动惯量

$$J = \sum_{i=1}^{n} \Delta m_i r_i^2 \quad J = \int r^2 \mathrm{d}m = \int r^2 \rho \mathrm{d}V \tag{1-20}$$

r_i、r 分别为刚体质量元 Δm_i、dm 离轴的距离，J 的大小与刚体的质量、形状、质量分布和转轴位置有关。

36. 刚体定轴转动的转动定律

$$M = J\alpha \tag{1-21}$$

转动刚体的角加速度 α 与外力矩 M 成正比，与物体的转动惯量 J 成反比。

37. 定轴转动刚体的动能　刚体定轴转动的动能为刚体的各质量元绕定轴转动的动能总和。

$$E_k = \frac{1}{2}\left(\sum_{i=1}^{n}\Delta m_i r_i^2\right)\omega^2 = \frac{1}{2}J\omega^2 \tag{1-22}$$

38. 力矩做功　力矩的元功为 $dA = Md\theta$。

39. 刚体定轴转动的功能原理

$$A_{外} = \int_{\theta_1}^{\theta_2} Md\theta = \left(\frac{1}{2}J\omega_2^2 + mgh_{c2}\right) - \left(\frac{1}{2}J\omega_1^2 + mgh_{c1}\right) \tag{1-23}$$

40. 刚体定轴转动的机械能守恒　合外力矩对一个绕固定轴转动的刚体所做的功为零时，刚体的机械能 $\frac{1}{2}J\omega^2 + mgh_c =$ 恒量。

41. 正应变与正应力

（1）正应变：物体在受到外力作用时，其长度的变化量与原长的比值。

$$\varepsilon = \frac{\Delta l}{l_0} \tag{1-24}$$

（2）正应力：在线应变的情况下，物体内部的任一横截面上单位面积的受力称为正应力。

$$\sigma = \frac{F}{S} \tag{1-25}$$

正应力分为张应力与压应力。如果物体两端受到的是拉力，物体的长度被伸长，正应力此时为正值，称之为张应力；反之，如果是压力，物体的长度则缩短，正应力此时为负值，可称之为压应力。应力单位为 Pa 或 $N \cdot m^{-2}$。

（3）正应力与正应变的关系：材料不同，应力与应变之间的函数关系也会有所不同。在长度形变中，正比极限范围内，正应力与正应变之比称为杨氏模量。

$$Y = \frac{\sigma}{\varepsilon} = \frac{F/S}{\Delta l/l_0} = \frac{l_0 F}{S\Delta l} \tag{1-26}$$

（4）弯曲：平面弯曲是指物体具有一个纵向的对称面，物体除了受到本身的重力和支撑物的支持力外，一般还受到其他物体的横向压力或拉力，这些力都集中作用于这个对称面。

42. 切应变与切应力

（1）切应变：弹性体在平行于某个截面的一对方向相反的平行力的作用下，其内部与该截面平行的平面发生错位，使原来与这些截面正交的线段变得不再正交，这样的形变叫作切应变。

$$\gamma = \frac{\Delta x}{d} = \tan\varphi \tag{1-27}$$

（2）切应力：弹性体发生切应变时，任一剪切面两边材料之间存在相互作用，并且大小相等的切向内力。它与该剪切面的面积之比称为切应力。

$$\tau = \frac{F}{S} \tag{1-28}$$

（3）切应力与切应变的关系：在一定的限度内，切应力与切应变成正比，又称切变的胡克定律。

即 $\tau = G\gamma \approx G\varphi$。式中 G 称为切变模量,也叫刚性模量。

$$G = \frac{\tau}{\gamma} = \frac{F/S}{\varphi} = \frac{Fd}{S\Delta x} \tag{1-29}$$

（4）扭转:①扭转角 δ 与母线的倾斜角 φ 之间的关系 $a\delta = l\varphi$;②扭转角 δ 与扭转力矩 M 有如下的关系 $M = \frac{\pi G a^4}{2l}\delta$;③由外缘切应力 $\tau = G\frac{a\delta}{l}$ 得,最大切应力 $\tau_{\max} = \frac{2M}{\pi a^3}$。

43. 体应变与体应力

（1）体应变:物体各部分在各个方向上受到同等压强时,体积发生变化而形状不变,则体积变化 ΔV 与原体积 V_0 之比称为体应变。

$$\theta = \frac{\Delta V}{V_0} \tag{1-30}$$

（2）体应力:物体在外力作用下发生体应变时,如果物体是各向同性的,则其内部各个方向的截面积上都有同样大小的压应力,或者说具有同样的压强。因此,体积变化的应力可以用压强来表示。

（3）体应力与体应变的关系:在体应变中,体应力与体应变的比值称为体变模量。

$$K = \frac{-p}{\theta} = -\frac{p}{\Delta V/V_0} = -V_0\frac{p}{\Delta V} \tag{1-31}$$

式中负号表示体积缩小时压强是增加的。体变模量的倒数,称为压缩率,记为 k。

$$k = \frac{1}{K} = -\frac{\Delta V}{pV_0} \tag{1-32}$$

物质的 k 值越大,越易被压缩。

二、解题指导——典型例题

[例 1-1]　一个质点在半径为 $R = 1.00\text{m}$ 的圆周上按顺时针方向运动,开始时位置在 A 点,如图 1-1 所示。质点运动的路程与时间的关系为 $s = \pi t^2 + \pi t$（s 的单位为 m,t 的单位为 s）。求:

（1）质点从 A 点出发,绕圆轨道运行一周所经历的路程、位移、平均速度、平均速率;

（2）质点在 1s 时的瞬时速度、瞬时速率、瞬时加速度。

解:如图 1-1

（1）质点绕行一周所经历的路程为 $s = 2\pi R = 6.28(\text{m})$

质点绕行一周回到 A 点所经历的位移为 0m

质点绕行一周所需的时间 t,由 $s = 2\pi R = \pi t^2 + \pi t$

$$t^2 + t - 2 = 0$$

解得　$t_1 = 1\text{s}, t_2 = -2\text{s}$（负值不合题意,舍去）

故　$t = 1\text{s}$

质点绕行一周运动的位移为 0m,平均速度为 0s。

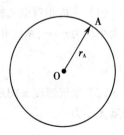

图 1-1　例 1-1

质点在一周内的平均速率为 $\bar{v} = \frac{2\pi R}{t} = \frac{2\times 3.14 \times 1}{1} = 6.28(\text{m/s})$

（2）瞬时速率为

$$v = \frac{\text{d}s}{\text{d}t} = (2t+1)\pi$$

当 $t=1$s 时,瞬时速率为

$$v_1 = (2t+1)\pi /_{t=1} = (2\times 1+1)\times 3.14 = 9.42(\text{m/s})$$

由于 $v = |\boldsymbol{v}| = \dfrac{\mathrm{d}s}{\mathrm{d}t}$

$t=1$s 时瞬时速度大小为 9.42m/s,方向沿圆周切线方向

该圆周运动的切向加速度的大小为

$$a_t = \frac{\mathrm{d}v}{\mathrm{d}t} = 2\pi = 6.28(\text{m/s}^2)$$

为匀速率圆周运动

该圆周运动 $t=1$s 时的法向加速度的大小为

$$a_n = \frac{v^2}{R} = \frac{9.42^2}{1}\text{m}\cdot\text{s}^{-2} = 88.74(\text{m/s}^2)$$

该圆周运动 $t=1$s 时加速度矢量为

$$\boldsymbol{a} = \boldsymbol{a}_t + \boldsymbol{a}_n = (6.28\boldsymbol{e}_t + 88.74\boldsymbol{e}_n)(\text{m/s}^2)$$

加速度的大小为

$$a = \sqrt{a_t^2 + a_n^2} = \sqrt{6.28^2 + 88.74^2}(\text{m/s}^2) = 88.96(\text{m/s}^2)$$

加速度 $\boldsymbol{a}$ 的方向与切线方向的夹角为

$$\theta = \sin^{-1}\frac{a_t}{a} \approx 4°$$

[例1-2]　有一架飞机由 A 向东飞到 B 处,然后又向西飞回到 A 处,飞机相对空气以不变的速率 v' 飞行,空气相对地面的速率为 u,A 到 B 的距离为 l。在下列三种情况下,求飞行一个来回所需的时间。

(1) 空气相对地面静止;

(2) 空气的速度向东;

(3) 空气的速度向北。

解:本题中,以地面为静止参照系,空气流为相对参照系,研究对象为飞机。飞机相对地面的速度为 $\boldsymbol{v}$,飞机相对空气的速度大小恒为 v',空气流对地面的速度为 $\boldsymbol{u}$,相对运动的速度关系为:

$$\boldsymbol{v} = \boldsymbol{v}' + \boldsymbol{u}$$

(1) 飞机相对空气的速度大小为 v',空气相对地面静止 $u=0$。则飞机往返相对地面飞行的速度大小均为 $v=v'$,A 到 B 来回飞行的地面距离都为 l。飞机飞一个来回所需的时间为

$$t_1 = t_{AB} + t_{BA} = \frac{l}{v'} + \frac{l}{v'} = \frac{2l}{v'}$$

(2) 空气速度 u 向东。A 到 B 来回飞行的地面距离都为 l。飞机相对地面由 A 向东飞到 B 的速度大小为

$$v_{AB} = v' + u$$

飞机相对地面由 B 向西飞到 A 的速度大小为

$$v_{BA} = v' - u$$

飞机飞一个来回所需的时间为

$$t_2 = t_{AB} + t_{BA} = \frac{l}{v'+u} + \frac{l}{v'-u} = \frac{2l}{v'}\frac{1}{1-\left(\dfrac{u}{v'}\right)^2} = \frac{t_1}{1-\left(\dfrac{u}{v'}\right)^2}$$

空气速度 u 向东时,飞机在 A、B 间来回飞行的时间是 u 为零情况下飞行时间的 $\dfrac{1}{1-\left(\dfrac{u}{v'}\right)^2}$。

(3) 当空气的速度 u 向北时,飞机沿 AB 直线飞行,对地的速度 $\boldsymbol{v}$ 沿 AB 和 BA 的直线方向,飞机来回对空气流的速度大小相等,方向如图 1-2 所示。

飞机来回飞行速度的大小均为

$$v=\sqrt{v'^2-u^2}$$

飞机飞行一个来回所需的时间为

$$t_3=t_{AB}+t_{BA}=\frac{2l}{v}=\frac{l}{\sqrt{v'^2-u^2}}+\frac{l}{\sqrt{v'^2-u^2}}$$

$$=\frac{2l}{v'}\frac{1}{\sqrt{1-(u/v')^2}}=\frac{t_1}{\sqrt{1-(u/v')^2}}$$

图 1-2　例 1-2

(a) 去程 A→B 速度关系图;

(b) 返程 B→A 速度关系图

空气速度 $\boldsymbol{u}$ 向北时,飞机在 A、B 间来回飞行的时间是空气速度 u 为零情况下飞行时间的 $\dfrac{1}{\sqrt{1-\left(\dfrac{u}{v'}\right)^2}}$。

[例 1-3]　一根均匀的轻质细绳,一端拴一个质量为 m 的小球,在铅直平面内,绕定点 O 做半径为 R 的圆周运动。已知 $t=0$ 时,小球在最低点以初速度 v_0 运动,如图 1-3 所示。求:

(1) 小球速率与位置的关系;

(2) 小球在任一点所受绳子的张力与速率的关系。

解: 如图 1-3

(1) 小球在任一点 B 的受力如图 1-3 所示,

对圆运动的切向　　　　$-mg\sin\theta=m\dfrac{\mathrm{d}v}{\mathrm{d}t}$　　　(1)

对圆运动的法向　　　　$T-mg\cos\theta=m\dfrac{v^2}{R}$　　　(2)

图 1-3　例 1-3

由式(1),注意到 $-g\sin\theta=\dfrac{R}{R}\dfrac{\mathrm{d}\theta}{\mathrm{d}\theta}\dfrac{\mathrm{d}v}{\mathrm{d}t}=\dfrac{R\omega}{R}\dfrac{\mathrm{d}v}{\mathrm{d}\theta}$,有

$$-g\sin\theta=\frac{v}{R}\frac{\mathrm{d}v}{\mathrm{d}\theta}$$

即

$$v\mathrm{d}v=-Rg\sin\theta\mathrm{d}\theta \tag{3}$$

对(3)式两端积分,并由已知条件 $\theta=0$ 时,$v=v_0$,得

$$v^2-v_0^2=2gR(\cos\theta-1) \tag{4}$$

由式(4)得

$$g\cos\theta=g+\frac{v^2-v_0^2}{2R} \tag{5}$$

将式(5)代入式(2),得

$$T = mg + \frac{m(3v^2 - v_0^2)}{2R}$$

本题是运用牛顿第二定律在圆周运动的切向和法向的分量列式。解题时需做积分变量代换，如 $\frac{\mathrm{d}v}{\mathrm{d}t} = \frac{\mathrm{d}v}{\mathrm{d}\theta} \cdot \frac{\mathrm{d}\theta}{\mathrm{d}t} = \omega \frac{\mathrm{d}v}{\mathrm{d}\theta}$。

[例1-4] 水管有一段弯曲成 $90°$。已知管中水的流量为 $Q = 3 \times 10^3 \mathrm{kg/s}$，流速为 $v = 10\mathrm{m/s}$。求水流对此弯管的压力的大小和方向。

解：如图 1-4 所示，设在 Δt 时间内水段 AA′ 以流速 v 流到 BB′ 位置。

这段水流中 BA′ 段的动量没有变化，仅有 AB 段与 A′B′ 段的动量变化，则动量变化 Δp 为

$$\Delta p = p_{\mathrm{BB'}} - p_{\mathrm{AA'}} = (p_{\mathrm{BA'}} + p_{\mathrm{A'B'}}) - (p_{\mathrm{AB}} + p_{\mathrm{BA'}})$$
$$= p_{\mathrm{A'B'}} - p_{\mathrm{AB}} = \Delta m v_{\mathrm{A'}} - \Delta m v_{\mathrm{A}}$$

式中 Δm 为 AB 段和 A′B′ 段水的质量，$v_{\mathrm{A'}} = v_{\mathrm{A}} = v$。由动量定理得出水在弯管处受管的力为

图1-4 例1-4

$$F = \frac{\Delta p}{\Delta t} = \frac{\Delta m (v_{\mathrm{A'}} - v_{\mathrm{A}})}{\Delta t}$$

此力的大小

$$F = \frac{\Delta m \sqrt{2} v}{\Delta t} = \sqrt{2} Qv = \sqrt{2} \times 3 \times 10^3 \times 10 = 4.24 \times 10^4 \mathrm{N}$$

方向沿管道 $90°$ 弯曲的角平分线向外。

本问题中，水流段的动量变化只关系到水流段首、尾水流元段的动量变化。首、尾水流两元段的动量方向垂直。

[例1-5] 一个质量为 2kg 的物体以 $3.0\mathrm{m \cdot s^{-1}}$ 的初速度从斜面上 A 点滑下，物体与斜面之间的摩擦力为 6.2N。物体到 B 点时，开始压缩弹簧，当弹簧被压缩了 0.2m 后，物体停止运动，然后又被弹送回去。已知斜面的倾角为 $30°$，AB 间距离为 5.0m，弹簧一端固定在斜面上，处于自然长度时，其另一端位于 B 点，弹簧的质量不计。试求弹簧的劲度系数和物体被弹回后所能达到的最大高度（g 取 $10\mathrm{m \cdot s^{-2}}$）。

解：图 1-5(a) 所示，物体受力如图 (b) 所示。

(1) 弹簧压缩过程：选择弹簧压缩后物体停止运动的位置 O 点为重力势能零点；选择 B 点为弹力势能零点。物块在 A 点时为初始状态，重力势能为 $mgx_{\mathrm{A}}\sin30°$，动能为 $\frac{1}{2}mv_{\mathrm{A}}^2$，$E_{\mathrm{A}} = \frac{1}{2}mv_{\mathrm{A}}^2 + mgx_{\mathrm{A}}\sin30°$。物块在 O 点停止时为末状态，末状态动能和势能都为零，$E_{\mathrm{O}} = 0$。压缩过程，物块由初始 A 点运动到末态 O 点，摩擦力做负功 $A_{摩} = -fx_{\mathrm{A}}$，弹性力做负功 $A_{弹} = -\frac{1}{2}kx_{\mathrm{B}}^2$。由功能原理

$$A_{摩} + A_{弹} = E_{\mathrm{O}} - E_{\mathrm{A}}$$

得

$$-fx_{\mathrm{A}} - \frac{1}{2}kx_{\mathrm{B}}^2 = 0 - \frac{1}{2}mv_{\mathrm{A}}^2 - mgx_{\mathrm{A}}\sin30°$$

由此可得弹簧的劲度系数为

$$k = \frac{mv_A^2 + 2mgx_A\sin30° - 2fx_A}{x_B^2} \approx 1.4 \times 10^3 (\text{N/m})$$

图 1-5　例 1-5

（2）当物体被弹回过程：设物块弹回到达最大高度沿斜面的坐标为 x，则物体由 O 点从静止开始运动至最高点，初始状态能量的 $E_0 = 0$，末状态能量的 $E_A = mgx\sin30°$，回弹过程中，摩擦力做负功 $A_摩 = -fx$，弹性力做正功 $A_弹 = \frac{1}{2}kx_B^2$。由功能原理

$$A_摩 + A_弹 = E_A - E_O$$

得

$$-fx + \frac{1}{2}kx_B^2 = mgx\sin30 \text{ 解得}$$

$$x = \frac{kx_B^2}{2(mg\sin30° + f)} = \frac{1.4 \times 10^3 \times 0.2^2}{2 \times \left(2 \times 10 \times \frac{1}{2} + 6.2\right)} = 1.7(\text{m})$$

物体被弹回的最大高度为

$$m = x\sin\theta = 0.85(\text{m}) = 85(\text{cm})$$

本问题利用动能定理或功能原理求解。对于重力和弹性力的势能零点依题意灵活选取。

[例 1-6]　坐在转椅上的人手握哑铃。两臂水平伸直时，人、哑铃和转椅系统对竖直轴的转动惯量为 $J_1 = 2\text{kg·m}^2$。在外人推动后，此系统开始以 $\omega_1 = 1.57\text{rad/s}$ 转动。当人的两臂收回，使系统的转动惯量变为 $J_2 = 0.80\text{kg·m}^2$ 时，它的转速 ω_2 是多大？两臂收回过程中，系统的机械能是否守恒？什么力做了功？做功多少？设轴上摩擦忽略不计。

解：由于人的两臂收回过程中，系统受到对竖直转轴的外力矩为零，所以旋转系统对竖直轴的角动量守恒。由此得

$$J_1\omega_1 = J_2\omega_2$$

$$\omega_2 = \frac{J_1\omega_1}{J_2} = \frac{J_1\omega_1}{J_2} = \frac{2 \times 1.57}{0.8} = 3.93(\text{rad/s})$$

在两臂收回时，系统的内力（臂力）做了功，所以系统的机械能不守恒。臂力做的总功为

$$A = \frac{1}{2}J_2\omega_2^2 - \frac{1}{2}J_1\omega_1^2 = 3.72(\text{J})$$

本题特点是：①运动过程中系统对转轴的转动惯量有变化。在系统受外力矩为零的条件下，系统对轴的角动量守恒。②运动过程中内力对系统做功，系统机械能增加。

[例 1-7]　一根轻绳跨过一个轴承光滑的定滑轮，绳的两端分别悬有质量为 m_1 和 m_2 的物块（$m_1 < m_2$）。滑轮可视为均匀圆盘，质量为 m，半径为 r。绳与滑轮无相对滑动。试求物块的加速度、滑轮的角加速度和绳的张力。

解:如图 1-6 所示,根据题意,滑轮的质量不能忽略,必须考虑刚体绕定轴的转动。分别取滑轮、m_1 和 m_2 为研究对象,它们的受力如图 1-6 所示。

图 1-6　例 1-7

因 $m_2 > m_1$,m_1 的加速度 a_1 方向向上,m_2 的加速度 a_2 方向向下,且 $a_1 = a_2 = a$。设滑轮的角加速度为 α,对 m_1 和 m_2 应用牛顿第二定律,对滑轮应用转动定律,对 m_1、m_2 和滑轮分别列出下列方程

$$对\ m_1: T_1 - m_1 g = m_1 a \tag{1}$$

$$对\ m_2: m_2 g - T_2 = m_2 a \tag{2}$$

$$对滑轮圆盘: T_2' r - T_1' r = J\alpha \tag{3}$$

由于绳和滑轮无相对滑动,故滑轮边缘上质点的切向加速度与 m_1、m_2 的加速度大小相等。它们与角加速度 α 的关系为

$$a = r\alpha \tag{4}$$

$T_1' = T_1, T_2' = T_2, J = \dfrac{1}{2} m r^2$,将式(1)、(2)、(3)、(4)联立求解,得

$$a = \frac{(m_2 - m_1)g}{m_1 + m_2 + \dfrac{1}{2}m}, \quad \alpha = \frac{(m_2 - m_1)g}{\left(m_1 + m_2 + \dfrac{1}{2}m\right)r}, \quad T_1 = \frac{2m_1 m_2 + \dfrac{1}{2}m_1 m}{\left(m_1 + m_2 + \dfrac{1}{2}m\right)}g, \quad T_2 = \frac{2m_1 m_2 + \dfrac{1}{2}m_2 m}{\left(m_1 + m_2 + \dfrac{1}{2}m\right)}g$$

注意,当滑轮的质量不能忽略时,这类对滑轮的转动问题需应用刚体定轴转动定律考虑滑轮转动。

[例 1-8]　质量为 M、长为 L 的均匀细直棒,可绕棒的一端且垂直于棒的水平轴 O 无摩擦的转动,棒原来静止在竖直位置上。现有一个质量为 m 的弹性小球以水平速度碰在棒的下端。相撞后使棒从平衡位置摆起 $\theta = 30°$ 的角度。求:

(1) 设碰撞为完全弹性碰撞,小球碰前速度 v_0 的大小;

(2) 相撞时小球受到的冲量。

解:如图 1-7 所示,小球碰前的水平速度为 v_0,小球碰后的速度变为 v,碰后棒的角速度为 ω。

碰撞过程,系统受到对 O 的力矩为零,系统对 O 角动量守恒

图 1-7　例 1-8

$$mv_0l = J\omega + mvl \qquad (1)$$

小球与棒的下端是完全弹性碰撞,碰撞过程系统机械能守恒

$$\frac{1}{2}mv_0^2 = \frac{1}{2}J\omega^2 + \frac{1}{2}mv^2 \qquad (2)$$

碰撞后,棒摆起过程机械能守恒,摆起最大角度 $\theta = 30°$,

$$\frac{1}{2}J\omega^2 = \frac{1}{2}Mgl(1-\cos30°) \qquad (3)$$

由式(3),且 $J = \frac{1}{3}Ml^2$,可得

$$\omega = \sqrt{\frac{Mgl}{J}(1-\cos30°)} = \sqrt{\frac{3g}{l}\left(1-\frac{\sqrt{3}}{2}\right)}$$

由(1)式得

$$v = v_0 - \frac{J\omega}{ml}$$

由(2)式得

$$v^2 = v_0^2 - \frac{J}{m}\omega^2$$

求得

$$v_0 = \frac{(M+3m)\sqrt{gl}}{12m}\sqrt{6(2-\sqrt{3})}$$

碰撞过程,小球受到的冲量为 $I = mv - mv_0$,由式(1)得

$$I = mv - mv_0 = -\frac{M\sqrt{gl}}{6}\sqrt{6(2-\sqrt{3})}$$

[例 1-9] 一根 8m 长的铜丝和一根 4m 长的钢丝,横截面积均为 50mm^2,若使这两根金属丝各以一端连接,并加 500N 的张力,问这两根金属丝的长度共改变了多少米?(铜的杨氏模量为 1.1×10^{11}N·m^{-2},钢的杨氏模量为 2.0×10^{11}N·m^{-2})

解:已知铜丝原长 $l_1 = 8$m,$Y_1 = 1.1\times10^{11}$N·m^{-2},钢丝的原长 $l_2 = 4$m,$Y_2 = 2.0\times10^{11}$N·m^{-2},它们的横截面积均为 $S = 50$mm$^2 = 0.5\times10^{-4}$m^2,所受的张力均为 $F = 500$N。

根据杨氏模量的定义 $Y = \dfrac{l_0 F}{S\Delta l}$,分别得到这两金属丝的伸长量。

得铜丝的伸长量 $\Delta l_1 = \dfrac{l_1 F}{Y_1 S} = \dfrac{500\times8}{1.1\times10^{11}\times0.5\times10^{-4}} = 7.3\times10^{-4}(\text{m})$

得钢丝的伸长量 $\Delta l_2 = \dfrac{l_2 F}{Y_2 S} = \dfrac{500\times4}{2.0\times10^{11}\times0.5\times10^{-4}} = 2\times10^{-4}(\text{m})$

两根金属丝总长度共改变了

$$\Delta l = \Delta l_1 + \Delta l_2 = 7.3\times10^{-4} + 2\times10^{-4} = 9.3\times10^{-4}(\text{m})$$

[例 1-10] 弹跳蛋白存在于跳蚤的弹跳机构和昆虫的飞翔机构中,其杨氏模量接近于橡皮。今有一截面积为 30cm^2 的弹跳蛋白,在 270N 力的拉伸下,长度变为原长的 1.5 倍,求其杨氏模量。

解:假设这条弹跳蛋白的原长度为 l_0,由题意给出的条件,拉长后的长度为

$$l_0 + \Delta l = 1.5l_0$$

线应变 $$\varepsilon = \frac{\Delta l}{l_0} = 0.5$$

弹跳蛋白的正应力为

$$\sigma = \frac{F}{S} = \frac{270}{30 \times 10^{-4}} = 9 \times 10^4 (\,\mathrm{N \cdot m^{-2}})$$

弹跳蛋白的杨氏模量为

$$Y = \frac{\sigma}{\varepsilon} = \frac{9 \times 10^4}{0.5} = 1.8 \times 10^5 (\,\mathrm{N \cdot m^{-2}})$$

三、思考题与习题解答

1-1 下列问题中,哪些说法是正确的? 哪些说法是错误的?

(1) 物体具有恒定的速度,则其速率必为常数。

(2) 质点沿某一个方向的加速度减少时,该方向的速度也随之减少。

(3) 在直线运动中,物体的加速度愈大,其速度也愈大。

(4) 质点作匀速运动,则它的运动轨迹一定是一条直线。

(5) 质点具有恒定不变的加速度,则它的运动轨迹是一条直线。

答:

(1) 正确。因为恒定的速度即大小和方向都不变,因此其速率必为常数。

(2) 错误。若加速度方向和速度方向一致,则质点的加速度减少时,该方向的速度仍是增加的,只是增加得慢些。若加速度的方向和速度方向相反,只要加速度方向不变,则无论加速度数值增加或减少,其速度总是减小的。

(3) 错误。加速度是速度随时间的变化率,反映了速度变化的快慢,与速度的大小无简单的对应关系。

(4) 错误。通常匀速运动是指速率恒定的运动,因此匀速运动可以是曲线运动,如匀速圆周运动就是一例。

(5) 错误。恒定不变的加速度是其加速度矢量在其坐标中为恒定,加速度在圆周运动中,切向和法向加速度都不变,质点做匀速率圆周运动。质点运动方向一直在变。

1-2 回答下列问题:

(1) 位移和路程有何区别?

(2) 速度和速率有何区别?

(3) 瞬时速度和平均速度的区别和联系是什么?

(4) 物体能否有一个不变的速率而仍有变化的速度?

(5) 速度为零的时刻,加速度是否一定为零? 加速度为零的时刻,速度是否一定为零?

(6) 当物体具有大小、方向不变的加速度时,物体的速度方向能否有改变?

答:

(1) 由初始位置引向终点位置的有向线段,称为位移。路程是质点沿轨迹运动所经路程的长度。前者为矢量,后者为标量。

(2) 速度是质点的位置矢量对时间的一阶导数,速率是路程对时间的一阶导数。前者为矢量,后者为标量。

（3）平均速度 $\bar{v}$ 是位移 Δr 与完成位移的时间 Δt 之比；当 $\Delta t \to 0$ 时，平均速度的极限叫作质点在 t 时刻的瞬时速度 v，表明 t 时刻质点单位时间内的位移，是位置矢量对时间的一阶导数。

$$\bar{v} = \frac{\Delta r}{\Delta t} \quad v = \lim_{\Delta t \to 0} \bar{v} = \lim_{\Delta t \to 0} \frac{\Delta r}{\Delta t} = \frac{dr}{dt}$$

（4）可以。匀速率圆周运动，速率不变，但运动方向在变，故速度会变。

（5）不一定。因为加速度是速度对时间的变化率，速度为零的时刻，加速度可以不为零，如自由落体运动，初速度为零，加速度为重力加速度 g。

（6）可以，如斜抛运动，物体的加速度始终为 g，但物体的运动速度不同时刻不一样。

1-3　回答下列问题：

（1）物体受到几个力的作用，是否一定产生加速度？

（2）物体速度很大，所受到的合外力是否也很大？

（3）物体的运动方向和合外力方向是否一定相同？

（4）物体运动的速率不变，所受合外力是否为零？

答：

（1）不一定，物体虽受几个力作用，但这几个力的合力为零，则该物体的加速度为零。

（2）不一定，物体的速度与物体所受合外力没有关系，如一个做高速匀速运动的物体，速度很大，但所受的合外力为零。

（3）不一定，物体的加速度方向与合外力方向一致，运动方向与合外力方向没有关系，如一物体做匀速率圆周运动，物体所受的合外力方向指向圆心，但运动方向沿圆的轨迹的切线方向。

（4）不一定，如匀速率圆周运动，速率不变，但合外力不为零。

1-4　如果物体受到的合外力作用了一段时间，动量发生了改变，则物体的动能____会改变。如果物体受合外力作用，并且在力作用的方向上有了位移，使物体的动能发生了变化，则物体的动量____会改变。

（1）不一定。答案解析：如合外力与物体的运动方向始终相互垂直，合外力的冲量不为零，但不对物体做功，所以动能保持不变，如做匀速率圆周运动的物体就是这样。

（2）一定。答案解析：因物体所受合外力不为零，且力对物体做功的同时，一定就有时间的积累，则引起物体动量的改变。

1-5　物体所受合外力不为零，但是沿水平轴外力为零，则水平轴方向动量_____。跳马运动员在腾空状态时所受的外力矩为_____，遵守_____守恒。

答：

（1）守恒。答案解析：物体所受的合外力不为零，则物体的总动量不守恒。动量定理是矢量关系，当沿水平轴方向的外力为零，则沿水平轴方向动量守恒。

（2）零。答案解析：运动员的运动是绕质心转动和随质心平动合成。跳马运动员在腾空状态时所受的外力可能为自身重力和阻力，这二力均作用于运动员质心，对质心的力矩为零。

（3）角动量。答案解析：运动员受到外力对质心的力矩均为零，故运动员对质心的角动量守恒。

1-6　某一个质量为 m 的中子与一个质量为 M 的原子核做弹性对心碰撞，设中子的初始动能为 E_0，在碰撞过程中，中子动能损失的最大值为_____。

答：$\dfrac{4mME_0}{(m+M)^2}$

答案解析:碰前速度分别为 v_{10} 和 $v_{20}=0$,中子与原子核正碰时,设碰后的速度分别 v_1、v_2,中子动能损失最大。则由动量守恒有

$$mv_{10}+Mv_{20}=mv_1+Mv_2 \tag{1}$$

$$v_1=\frac{mv_{10}-Mv_2}{m}$$

因弹性碰撞机械能守恒

$$\frac{1}{2}mv_{10}^2=\frac{1}{2}mv_1^2+\frac{1}{2}Mv_2^2 \tag{2}$$

代入式(2)

$$\frac{1}{2}mv_{10}^2=\frac{1}{2}m\left(\frac{mv_{10}-Mv_2}{m}\right)^2+\frac{1}{2}Mv_2^2$$

$$m^2v_{10}^2=m^2v_{10}^2-2mMv_{10}v_2+M^2v_2^2+mMv_2^2$$

$$v_2=\frac{2mMv_{10}}{M(M+m)}$$

中子损失的最大动能为原子核获得的动能

$$\Delta E_1=\frac{1}{2}Mv_2^2=\frac{1}{2}M\left(\frac{2mMv_{10}}{M(M+m)}\right)^2=\frac{4mME_0}{(m+M)^2}$$

1-7 质量为 1kg 的球以静止状态从 31.89m 高度竖直地落到地板上,测得弹回高度为 20m,在碰撞时忽略重力的影响,重力加速度取 $9.8\text{m}\cdot\text{s}^{-2}$,求:

(1)地板的恢复系数是多大?

(2)球与地板接触时间内作用在球上的冲量?

(3)设接触时间为 0.02s,作用在地板上的平均力多大?

解: 如图 1-8 所示,

(1)静止从 $h_1=31.98$m 下落过程,球的落地速度为

$$v_{10}=\sqrt{2gh_1}=25\text{m}\cdot\text{s}^{-1}$$

球碰地后竖直反弹,测得弹回高度为 $h_2=20$m,球弹起速度

$$v_1=\sqrt{2gh_2}=19.8\text{m}\cdot\text{s}^{-1}$$

由恢复系数的定义 $e=\left|\dfrac{v_2-v_1}{v_{10}-v_{20}}\right|$,

图 1-8 习题 1-7

$$e=\frac{19.8}{25}\approx0.8$$

(2)球在与地面碰撞时,受到重力和地面的作用力的作用。取竖直向上为 x 轴的正向。

由动量定理 $I=mv_1-mv_0$

$$I=m(v_1-v_0)=1\times(19.8+25)=44.8(\text{N}\cdot\text{s})$$

(3)碰撞时,球在地面作用于球的作用力 $\overline{F}$ 动和重力作用下

$$(\overline{F}-mg)\Delta t=mv_1-mv_0$$

$$\overline{F}=\frac{mg\Delta t+mv_1-mv_0}{\Delta t}=mg+\frac{mv_1-mv_0}{\Delta t}$$

$$=1\times9.8+\frac{44.8}{0.02}=2\,249.8(\text{N})$$

1-8 地下蓄水池的底面积 $S=50\text{m}^2$,储水深度 $h=1.5$m,若水面低于地面的高度 $h_0=5.0$m,问将

池水全部抽到地面时,需作多少功? 若水泵的效率 $\eta = 80\%$,输入功率 $N = 35\text{kW}$,需要多少时间可以抽完?

解: 如图 1-9 所示,取水池表面深度为零的点为 O 点。抽水机对水池中的水层做的功,随着水深的变化。设水的密度为 $\rho = 1\,000\text{kg/m}^3$,水层 $S\text{d}x$ 的提升力为 $F = \Delta mg = \rho gS\text{d}x$ 。

图 1-9 习题 1-8

抽水机将距地面为 x ,厚度为 $\text{d}x$ 一层水抽到地面做的元功为

$$\text{d}A = F\text{d}x$$

$$\text{d}A = \rho gS\text{d}x \cdot x = \rho gSx\text{d}x$$

水层从距地面深度 h_0 到 $h+h_0$,抽水机做的功为

$$A = \int \text{d}A = \int_{h_0}^{h+h_0} \rho gSx\text{d}x = \frac{1}{2}\rho gSx^2 \Big/_{h_0}^{h+h_0} = \frac{1}{2}\rho gS\left[\,(h+h_0)^2 - h_0^2\,\right]$$

$$= 4.23 \times 10^6 (\text{J})$$

所需时间

$$\Delta t = \frac{A}{\eta N} = 1.5 \times 10^2 (\text{s})$$

1-9 求质量为 m ,半径为 R 均匀薄圆环的转动惯量,轴与圆环平面垂直并且通过其圆心。

解: 如图 1-10 所示。

圆环的单位长度的质量为 $\qquad \rho = \dfrac{m}{2\pi R}$

圆环上任意元段的质量为 $\qquad \text{d}m = \dfrac{m}{2\pi R}\text{d}l$

质量元对中心转轴的转动惯量

$$\text{d}J = R^2\text{d}m$$

图 1-10 习题 1-9

所有质量分布对圆心的距离均为 R ,对整个圆环的转动惯量求和

$$J = \int_0^{2\pi R} R^2\text{d}m = \int_0^{2\pi R} R^2 \frac{m}{2\pi R}\text{d}l = mR^2$$

质量为 m ,半径为 R 的均匀圆环的转动惯量为 mR^2 。

1-10 如图 1-11 所示,长 l ,质量为 M 的均匀直棒,其一端挂在一个水平光滑轴上而静止在竖直位置。今有一枚子弹,质量为 m ,以水平速度 v_0 射入棒的下段而不复出。求:

(1)棒和子弹开始一起运动时的角速度;

(2)棒带着子弹摆起最大角度。

解: 均匀细直棒对 O 点的转动惯量为 $J_1 = \dfrac{1}{3}Ml^2$,子弹对 O 的转动惯量为 $J_2 = ml^2$

(1)子弹打入棒的过程,子弹和棒组成的系统无外力矩作用,系统对 O 点角动量守恒。碰前对 O 点,子弹碰前的角动量 mv_0l ,碰后的角动量 $ml^2\omega$,碰后棒对 O 点的角动量为 $\dfrac{1}{3}Ml^2\omega$

$$mv_0l = \left(ml^2 + \frac{1}{3}Ml^2\right)\omega$$

可得棒和子弹开始一起运动时的角速度为

$$\omega = \frac{mv_0 l}{ml^2 + \frac{1}{3}Ml^2} = \frac{3mv_0}{(M+3m)l}$$

（2）棒和子弹一起摆起最大的过程机械能守恒,碰后系统的动能完全转为系统势能增加。

$$\frac{1}{2}\left(ml^2 + \frac{1}{3}Ml^2\right)\omega^2 = mgl(1-\cos\theta) + Mg\frac{l}{2}(1-\cos\theta)$$

摆起最大角度为

$$\theta = \cos^{-1}\left\{1 - \frac{3m^2 v_0{}^2}{(3m+M)(2m+M)gl}\right\}$$

1-11 在日常生活中,哪些形变属于弹性形变,哪些属于塑性形变?

答: 如果外力撤除后形变完全消失,我们称这种形变为弹性形变,如正常使用的弹簧等;如果外力撤除后形变不完全消失,则称这种形变称为塑性形变,如橡皮泥等。

1-12 切应变与正应变的区别何在? 切应力与正应力的区别何在?

答: 正应变是指物体在受到外力作用时,其长度的变化量与原长的比值;切应变是指物体在受到外力作用时,其形状变化的相对量。也就是说,它们描述物体形变的维度不同。

正应力是指垂直于作用面的应力与该横截面面积之比;切应力是指剪切力(平行于作用面)与该横截面面积之比。它们所描述的作用力与作用面的位置关系不同,即正应力是作用力与作用面垂直;切应力是作用力与作用面平行。

1-13 杨氏模量的物理含义是什么?

答: 长度形变中,在比例极限内,正应力与正应变成正比,这个比值称为杨氏模量。杨氏模量只与材料的性质有关,它反映材料抵抗线变的能力,其值越大则该物体越不容易变形。

1-14 如果某人的一条腿骨长 0.5m,平均横截面积为 $3cm^2$。站立时,两腿支持整个人体重为 600N,问此人每条腿骨要缩短多少? 已知骨的杨氏模量为 $10^{10}N \cdot m^{-2}$。

解: 根据 $\sigma = \frac{F}{S}$,得: $\sigma = \frac{600}{2\times3\times10^{-4}} = 10^6(Pa)$

（两条腿总的受力与总的截面积之比）

根据 $\sigma = Y\varepsilon$,得: $\varepsilon = \frac{\sigma}{Y} = \frac{10^6}{10^{10}} = 10^{-4}$

根据 $\varepsilon = \frac{\Delta l}{l_0}$,得: $\Delta l = \varepsilon l_0 = 10^{-4}\times0.5 = 5\times10^{-5}(m)$

即每条腿骨要缩短 $5\times10^{-5}m$

1-15 低碳钢螺栓的受力部分长 120mm,拧紧后伸长 0.04mm,求螺栓的正应变和正应力。（低碳钢的杨氏模量为 $Y = 196\times10^9 N \cdot m^{-2}$）

解: 根据 $\varepsilon = \frac{\Delta l}{l_0}$,得: $\varepsilon = \frac{\Delta l}{l_0} = \frac{0.04}{120} = 3.33\times10^{-4}$,正应变为 3.33×10^{-4}

根据 $\sigma = Y\varepsilon$,得: $\sigma = 196\times10^9\times3.33\times10^{-4} = 6.53\times10^7(N \cdot m^{-2})$

正应力为 $6.53\times10^7 N \cdot m^{-2}$

1-16 实心圆柱的直径 $d = 10cm$, 长 $l = 2m$, 两端所加的扭矩 $M = 10^4 N \cdot m$。设材料的切变模量 $G = 8\times10^{10}N \cdot m$,求扭转角及最大切应力。

解: 根据 $M = \frac{\pi Ga^4}{2l}\delta$,得:

$$\delta = \frac{2l}{\pi G \left(\dfrac{d}{2}\right)^4}M = \frac{2 \times 2}{3.14 \times 8 \times 10^{10} \times 5^4 \times 10^{-8}} = 0.025\ 5\,(\text{rad})$$

扭转角为 0.025 5rad

根据 $\tau_{\max} = \dfrac{2M}{\pi a^3}$,得:$\tau_{\max} = \dfrac{2 \times 10^4}{3.14 \times 5^3 \times 10^{-6}} = 5.1 \times 10^7\,(\text{N} \cdot \text{m}^{-2})$

最大切应力为 $5.1 \times 10^7 \text{N} \cdot \text{m}^{-2}$

1-17　在边长为 0.02m 的正方体的两个相对面上,各施加大小相等、方向相反的切向力 $9.8 \times 10^2\text{N}$,求施加力后两面的相对位移。假设该物体的切变模量是 $4.9 \times 10^7\text{N} \cdot \text{m}^{-2}$。

解:设边长为 d,相对位移为 Δx

根据 $\tau = \dfrac{F}{S}$,得 $\tau = \dfrac{9.8 \times 10^2}{0.02 \times 0.02} = 2.45 \times 10^6\,(\text{Pa})$

根据 $\tau = G\varphi$,得 $\varphi = \dfrac{\tau}{G} = \dfrac{2.45 \times 10^6}{4.9 \times 10^7} = 0.05\,(\text{rad})$

根据 $\tan\varphi = \dfrac{\Delta x}{d}$,而由于 φ 很小,可以将上式写成 $\varphi = \dfrac{\Delta x}{d}$,

可得:$\Delta x = 0.02 \times 0.05 = 0.001\,(\text{m})$

施加力后两面的相对位移为 0.001m。

四、自我评估题

1-1　质点在 xOy 平面内作曲线运动,则质点速率的正确表达式为

A. $v = \dfrac{\mathrm{d}r}{\mathrm{d}t}$　　　　　　　B. $v = \dfrac{\mathrm{d}\,|\,r\,|}{\mathrm{d}t}$　　　　　　　C. $v = \left|\dfrac{\mathrm{d}r}{\mathrm{d}t}\right|$

D. $v = \dfrac{\mathrm{d}s}{\mathrm{d}t}$　　　　　　　E. $v = \sqrt{\left(\dfrac{\mathrm{d}x}{\mathrm{d}t}\right)^2 + \left(\dfrac{\mathrm{d}y}{\mathrm{d}t}\right)^2}$

（CDE）

1-2　一个质点沿斜面向上运动,其运动方程为 $s = 5 + 4t - t^2$(s 的单位为 m,t 的单位为 s),则小球运动到最高点的时刻是

A. $t = 4\text{s}$　　　　　　　B. $t = 2\text{s}$　　　　　　　C. $t = 8\text{s}$

D. $t = 6\text{s}$　　　　　　　E. $t = 0.2\text{s}$

（B）

1-3　一个力学体系由两个质点组成,它们之间只有引力作用,若两质点所受外力的矢量和为零,则系统

A. 动量、机械能、角动量均守恒

B. 动量、机械能、角动量均不守恒

C. 动量、机械能守恒,但角动量是否守恒不能判定

D. 动量和角动量守恒,但机械能是否守恒不能判定

E. 无法判定

（D）

1-4 在光滑的桌面上有一个小球,绳的一端连接此小球,另一端穿过桌面中心的小孔,若小球以角速度 ω 在距离为 r 的圆周上转动,今将绳从小孔缓慢下拉的过程中,则对小球下列叙述正确的是

    A. 动能不变,动量改变   B. 角动量、动量不变,动能改变

    C. 动量不变,动能改变   D. 角动量、动能不变,动量改变

    E. 角动量不变,动量、动能改变

(E)

1-5 一个质点做半径为 R 的圆周运动,其速率 $v=b-ct$,b、c 均为正的常量,任意时刻质点的加速度的大小_____、加速度的方向与运动方向的夹角_____;速度为零时质点绕圆周运动了____圈。

$$\left(a=\sqrt{a_t^2+a_n^2}=\sqrt{c^2+\frac{(b-ct)^4}{R^2}}=\frac{\sqrt{R^2c^2+(b-ct)^4}}{R};\pi-\arctan\frac{(b-ct)^2}{Rc};n=\frac{S}{2\pi R}=\frac{b^2}{4\pi Rc} \right)$$

1-6 一个质量 $m_1=50\text{kg}$ 的人站在一条质量 $m_2=200\text{kg}$,长度 $L=4\text{m}$ 的船头上。开始时船静止,试求当人走到船尾时船移动的距离(不计水的阻力)。

(提示:过程中,人、船质心位置不变)

$$S=\frac{m_1}{m_1+m_2}L=-0.8\text{m}$$

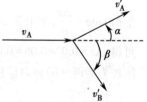

1-7 如图 1-12 所示,质量为 m、速度为 $6.0\times10^7\text{m}\cdot\text{s}^{-1}$ 的粒子 A,与另一个质量为 A 的一半,而静止的粒子 B 非对心相碰,假定碰撞是弹性碰撞,碰撞后粒子 A 的速率为 $5.0\times10^7\text{m}\cdot\text{s}^{-1}$,求:

图 1-12 自我评估题 1-7

(1) 粒子 B 的速率及偏转角;

(粒子 B 的速率为 4.7×10^7,方向与粒子 A 的碰前运动方向成 54.1°)

(2) 粒子 A 的偏转角。

(粒子 A 的偏转角为 22.4°)

1-8 一个转台绕竖直固定轴转动,每转一周所需时间为 $t=10\text{s}$,转台对轴的转动惯量为 $J=1\,200\text{kg}\cdot\text{m}^2$。一个质量为 $M=80\text{kg}$ 的人,开始时站在转台的中心,随后沿半径向外跑去,当人离转台中心 $r=2\text{m}$ 时转台的角速度是多大?

(0.496rad/s)

1-9 如图 1-13 所示,图中均匀杆长 $L=0.40\text{m}$,质量 $M=1.0\text{kg}$,由其上端的光滑水平轴吊起而处于静止。今有一个质量 $m=8.0\text{g}$ 的子弹以 $v=200\text{m/s}$ 的速率水平射入杆中而不复出,射入点在轴下 $d=3L/4$ 处。

(1) 求子弹停在杆中时杆的角速度;

(2) 求杆的最大偏转角。

(8.89rad/s;94°18′)

1-10 取长为 2m、宽为 3cm、厚为 4cm 的金属棒,若在两端各施力 120N 拉展,那么该金属体的应力为

    A. $2.0\times10^3\text{N}\cdot\text{m}^{-2}$ B. $1.5\times10^3\text{N}\cdot\text{m}^{-2}$

    C. $1.0\times10^5\text{N}\cdot\text{m}^{-2}$ D. $2.0\times10^5\text{N}\cdot\text{m}^{-2}$

    E. $1.5\times10^5\text{N}\cdot\text{m}^{-2}$

图 1-13 自我评估题 1-9

(C)

1-11　弹性模量是

　　A. 作用在物体单位截面上的弹性力

　　B. 物体恢复形变的能力

　　C. 应变与相应的应力之比

　　D. 应力与相应的应变之比

　　E. 作用在物体截面上的弹性力的大小

（D）

1-12　一条电梯吊缆的弹性极限为 $3\times10^8 N\cdot m^{-2}$，截面积为 $3\times10^{-4} m^2$，如果要求吊缆的应力不超过其弹性极限的四分之一，那么它的最大张力应为

　　A. $3\times10^8 N$　　　　　B. $2.25\times10^4 N$　　　　　C. $9\times10^4 N$

　　D. $4.5\times10^4 N$　　　　E. $4.5\times10^8 N$

（B）

1-13　一条长为 0.5m，直径为 $2\times10^{-3} m$ 的钢丝绳，当受到 450N 的张力作用时，其张应力为_____。

（$1.43\times10^8 N\cdot m^{-2}$）

1-14　把横截面积为 $4\times10^{-5} m^2$，长为 15 000m 的铜丝拉长到 15 005m，铜的弹性模量为 $1.2\times10^{11} N\cdot m^{-2}$，在铜丝上应加的张力为_____。

（1 600N）

1-15　某人的一条腿骨长 0.4m，横截面积为 $5cm^2$。此腿骨支持体重为 500N 的体重时，长度缩短 $4\times10^{-5} m$，那么此大腿骨的杨氏模量为_____。

（$1\times10^{10} N\cdot m^{-2}$）

1-16　松弛的二头肌肉，伸长 5cm 时，需要 25N 的力，而该肌肉处于紧张状态时，产生相同的伸长量需要力 500N。若将肌肉看作一个长为 0.2m、横截面积为 $50cm^2$ 的圆柱体，求该肌肉组织在以上两种情况下的杨氏模量？

（$2\times10^4 N\cdot m^{-2}$；$2\times10^5 N\cdot m^{-2}$）

1-17　一根钢丝的横截面积为 $6\times10^{-6} m^2$，断裂应力为 $1.2\times10^9 N\cdot m^{-2}$，它能承受的最大负荷是多少？

（$7.2\times10^3 N$）

1-18　某起重机能起动的重量为 $9\times10^4 N$，钢的弹性极限为 $3\times10^8 N\cdot m^{-2}$，它所用钢丝绳的最小直径是多少？

（1.95cm）

（王　磊　刘淑静）

第二章 | 流体力学 血液流动

一、本章内容提要

1. **理想流体** 绝对不可压缩且完全没有黏性的流体。

不可压缩性：流体的体积随压强不同而保持不变的性质，不可压缩流体的密度处处恒定均匀。实际液体和流动中的气体都可近似看作是不可压缩的。

没有黏性：流体的内摩擦力为零。许多液体（如水和酒精）的黏性很小，气体的黏性则更小。

实际问题中的流体都有一定的可压缩性和黏性，但如果这两方面影响很小，或者不是影响运动的主要因素，那么该流体可近似看成是理想流体。

2. **稳定流动** 将流速在空间的分布 $\boldsymbol{v}=\boldsymbol{v}(x,y,z,t)$ 称为流体速度场（流场）。要注意流场不是充满流体的空间，它是速度的空间分布，具有瞬时性。流场中各点的流速不随时间变化的流动就是稳定流动，即 $\boldsymbol{v}=\boldsymbol{v}(x,y,z)$。

3. **流线、流管和迹线** 引入流线可以形象地描述流场，流线上每一点的切线方向与流经该点流体质元的速度方向一致，具有瞬时性。稳定流动时，流线的形状将保持不变。

在流体内作一微小的闭合曲线，通过该曲线上各点的流线所围成的细管称为流管。流线不会相交，流管内外的流体都不会穿越管壁。

迹线是流体的某个质元在一段时间内的流动轨迹线，是一过程量。对稳定流动，流线和迹线重合。

4. **连续性方程** 流体做稳定流动时，同一流管中任一截面处的流体密度 ρ、流速 v 和该截面面积 S 的乘积为一常量

$$\rho S v = 常量 \tag{2-1}$$

上式就是稳定流动时的连续性方程。$\rho S v$ 是单位时间内通过截面 S 的流体质量，常称为质量流量。因此，连续性方程又可称为质量流量守恒定律。

在不可压缩的流体中，ρ 为常量，因此连续性方程可写成

$$S v = 常量 \tag{2-2}$$

Sv 是单位时间内通过截面 S 的流体体积，常称为体积流量。此式又可称为体积流量守恒定律。对于不可压缩的且做稳定流动的流体来说，不仅质量流量守恒，体积流量也是守恒的。

5. **理想流体的伯努利方程** 理想流体在流管中作稳定流动时，同一流管中任一截面的压强 p、流速 v 和高度 h 满足伯努利方程

$$p + \frac{1}{2}\rho v^2 + \rho g h = 常量 \tag{2-3}$$

该截面处压强、单位体积的动能以及单位体积的重力势能之和为一常量。这三项都具有压强的量纲，其中 $\frac{1}{2}\rho v^2$ 项与流速有关，常称之为动压。第三项 $\rho g h$ 为单位体积流体的静压能。

6. 伯努利方程的应用

（1）空吸作用：在水平流管中，伯努利方程简化为 $p+\frac{1}{2}\rho v^2=$ 常量，且理想流体 $Sv=$ 常量。可以看出，流管截面积小的地方流速大，压强小，甚至出现小于大气压（即负压）的情形。若在负压处开一小孔，则外部的空气或液体会被吸进来。

（2）流量计：它是一段两端截面积为 S_1、中间截面积逐渐缩小至 S_2 的水平管，在 S_1 和 S_2 处分别接有竖直细管来显示该处压强。当液体流过时，若粗、细两处的竖直管内液面高度差为 h，则通过水平管的流量可根据下式计算得出

$$Q=S_1 v_1=S_1 S_2 \sqrt{\frac{2gh}{S_1^2-S_2^2}} \tag{2-4}$$

（3）流速计：在一段均匀水平管上竖直放置两根不同细管，一根是直管，下端管口截面与水平管内流动方向平行，压强为 p_1；另一根是直角弯管，下端管口截面与水平管内流动方向相垂直，压强为 p_2。水平管内流体在该处受阻，形成流速为零的"滞止区"。根据伯努利方程可知，p_2 比 p_1 大了 $\frac{1}{2}\rho v^2$，这也说明水平管内流体的动压在滞止区全部转化为静压。再由两细管的液面高度差 h，得到 $p_2-p_1=\rho gh=\frac{1}{2}\rho v^2$。因此，水平管内的流速 $v=\sqrt{2gh}$。

7. 牛顿黏滞定律　将相邻两流层之间、阻碍相对滑动的切向相互作用力，称为内摩擦力或黏性力。黏性力与两流层的接触面积 S 和接触处的速度梯度 dv/dx 成正比，即

$$f=\eta S\frac{dv}{dx} \tag{2-5}$$

上式即牛顿黏滞定律，式中比例系数 η 称为流体的黏度。η 值的大小取决于流体的性质，并和温度有关。

牛顿流体遵循牛顿黏滞定律，其黏度在一定温度下具有一定的数值，如水、血浆、酒精、稀油等。非牛顿流体则不遵循牛顿黏滞定律，其黏度不是常量，如血液、悬浮液、原油等。

8. 层流与湍流　流体的分层流动状态即层流。流体做层流时，相邻两层流体之间只作相对滑动，流层间没有横向混杂。层流适合用流线、流管来描述。

湍流：流速较大时，流体的分层流动状态被破坏，在垂直于流层的方向有分速度，各流体层混淆起来，并有可能形成旋涡，整个流动显得杂乱而不稳定。流体作湍流时所消耗的能量比层流多，湍流区别于层流的特点之一是它能发出声音。

介于层流与湍流间的流动状态很不稳定，时而层流，时而湍流，称为过渡流动状态。

9. 雷诺数　雷诺数 Re 是由流体的密度 ρ、黏度 η、流动速度 v 以及流动管道半径 r 共同决定的无量纲数，是决定流体流动状态的判据

$$Re=\frac{\rho vr}{\eta} \tag{2-6}$$

当 $Re<1\,000$，流体为层流状态；当 $Re>1\,500$，为湍流状态；当 $1\,000<Re<1\,500$ 时，流动状态不稳定。流体在管道中流动时，凡有急弯或分支的地方，就容易发生湍流。人的心脏、主动脉以及支气管中的某些部位，结构变化迅速，都是容易出现湍流的地方，湍流声谱也是临床医生辨别血流和呼吸是否正常的重要依据。

10. 泊肃叶定律　在水平的均匀细圆管内作层流的黏性流体，其体积流量 Q 与管子两端的压强差 Δp 成正比

$$Q = \frac{\pi R^4 \Delta p}{8\eta L} \qquad (2\text{-}7)$$

此式称为泊肃叶定律,式中 R、L 分别为圆管的半径和长度,η 是流体的黏度。

泊肃叶定律又可写为 $Q = \dfrac{\Delta p}{R_f}$,其中 $R_f = \dfrac{8\eta L}{\pi R^4}$ 称为流阻,在循环系统中常把流阻称为外周阻力,流动管道半径的微小变化就会对流阻造成很大影响。流管串联时,总流阻等于各流管流阻之和,即 $R_f = R_{f1} + R_{f2} + \cdots + R_{fn}$。流管并联时,则总流阻与各流管流阻的关系与电阻并联的情形相同,即 $\dfrac{1}{R_f} = \dfrac{1}{R_{f1}} + \dfrac{1}{R_{f2}} + \cdots + \dfrac{1}{R_{fn}}$。

11. 黏性流体的伯努利方程　黏性流体在流动时,单位体积流体因黏性力的存在而引起的能量损耗 ΔE,满足下式

$$p_1 + \frac{1}{2}\rho v_1^2 + \rho g h_1 = p_2 + \frac{1}{2}\rho v_2^2 + \rho g h_2 + \Delta E \qquad (2\text{-}8)$$

此式即为黏性流体做稳定流动时的伯努利方程。因此,在水平均匀细管的两端,必须维持一定的压强差,才能使黏性流体作稳定运动。

12. 超流动性　流体在极低温度下,黏度随温度降低而迅速减到基本为零的现象称为超流动性。具有超流动性的流体称为超流体。

13. 流动相似性　人们常建立流动模型来研究流体流动规律或物体在流体中的运动规律。对流动模型的各种相似要求以及与原型之间的各种比例关系称为流动相似性,主要有几何相似、运动相似、动力相似以及初始条件与边界条件相似等。

14. 血液的特性　血液是由多种物质组成的复杂黏性流体,是一种非牛顿型流体。血液在循环系统中的流动是比较复杂的,血液的黏度不是常数。血液具有屈服应力和黏弹性。

15. 血液循环过程中血流速度及血压的变化规律

(1)心脏做功:心脏对单位体积血液做的功为 $A = p_L + \dfrac{1}{2}\rho v_L^2 + p_R + \dfrac{1}{2}\rho v_R^2$,式中 p_L 和 p_R 分别表示血液离开左、右心室时的平均压强(即主、肺动脉平均血压),v_L 和 v_R 分别表示离开左、右心室时的血流速度。

(2)血流速度分布:将血液在循环系统中的流动近似为不可压缩液体在管中作稳定流动,血流速度从动脉到毛细血管逐渐减慢,而从毛细血管到静脉又逐渐加快。

(3)血流过程中的血压分布:由于血液具有黏性,从心室射出后,它的血压在流动过程中不断下降。血压一般指动脉血压。当左心室收缩向主动脉射血时,主动脉中的血压达到最高值,称为收缩压;在左心室舒张期,主动脉回缩,将血液逐渐注入分支血管,血压随之下降并达到最低值,称为舒张压。

二、解题指导——典型例题

[例 2-1]　半径为 1.0cm 的动脉血管内出现一个硬斑块,此处的血管有效半径为 0.6cm,平均血流速度为 0.5m·s⁻¹求:此动脉血管内未变窄处的平均血流速度。

解:根据连续性方程,动脉的未变窄处和变窄处的体积流量相等,得

$$S_1 v_1 = S_2 v_2$$

式中 S_1、S_2 分别表示未变窄处和变窄处的动脉血管的横截面积，v_1、v_2 分别表示它们的血流速度。由上式得

$$v_1 = \frac{S_2}{S_1} v_2 = \frac{\pi \times 0.6^2}{\pi \times 1.0^2} \times 0.5$$
$$= 0.18 (\text{m} \cdot \text{s}^{-1})$$

[例2-2]　为什么从水龙头流出来的水流是不断收缩下去的？假设水龙头出口处的截面积是 1.2cm^2，下降 45mm 后的水流截面积收缩为 0.35cm^2，从该水龙头流出的体积流量是多少？

解：根据连续性方程，体积流量（Sv）在水流的所有截面处都相同。水从龙头流下来时，其速率在不断增加，因此水流截面积必定是收缩下去。

由于水以加速度 g 下落，$v^2 = v_0^2 + 2gh$，将其代入连续性方程 $S_0 v_0 = Sv$ 可得，水流在水龙头出口处的流速为

$$v_0 = \sqrt{\frac{2ghS^2}{S_0^2 - S^2}} = \sqrt{\frac{2 \times 9.8 \times 0.045 \times 0.35^2}{1.2^2 - 0.35^2}} = 28.6\text{cm} \cdot \text{s}^{-1}$$

因此，从该水龙头流出的体积流量为

$$Q = S_0 v_0 = 1.2 \times 28.6 = 34.3\text{cm}^3 \cdot \text{s}^{-1}$$

[例2-3]　注射器的活塞面积为 S_1，出口孔面积为 S_2，且 $S_2 \ll S_1$，将注射器水平放置，活塞在恒定力 F 的作用下匀速前行了距离 L，求水从注射器射出的速度和所需时间。

解：设活塞和出口孔处水的流速分别为 v_1、v_2，由题意 $S_2 \ll S_1$，根据连续性方程可作 $v_1 = 0$ 的近似。

将 $p_1 = p_0 + \dfrac{F}{S_1}$、$p_2 = p_0$ 代入伯努利方程

$$p_1 + \frac{1}{2}\rho v_1^2 = p_2 + \frac{1}{2}\rho v_2^2$$

可得，水从注射器射出的速度为 $v_2 = \sqrt{\dfrac{2F}{\rho S_1}}$

水从注射器射出所需的时间为 $t = \dfrac{V}{Q} = \dfrac{S_1 L}{S_2 v_2} = \dfrac{S_1 L}{S_2} \sqrt{\dfrac{\rho S_1}{2F}}$

[例2-4]　如图 2-1 所示，有一根两端（A、B）开口的均匀管子，在其底部（C）有一个隔膜，管内盛有不同高度的相同液体（不可压缩），现设想在隔膜上穿一个小孔，使流体从左管流向右管。

（1）试将伯努利方程应用到 A，B 点，得到这两点的高度之间关系，并分析与事实是否矛盾。

（2）试说明为什么伯努利方程此时不适用。

解：（1）过 A、C、B 点作流线，对 A、B 点有如下伯努利方程：

图2-1　例2-4

$$p_A + \frac{1}{2}\rho v_A^2 + \rho g h_A = p_B + \frac{1}{2}\rho v_B^2 + \rho g h_B$$

由于 $p_A = p_B = p_0$（大气压），又根据连续性方程，得

$$v_A = v_B$$

得到

$$h_A = h_B$$

这与题意 $h_A > h_B$ 矛盾。

（2）在隔膜穿了小孔后，管子里发生从左管向右管的流动，然而这一流动不是稳定流动，因此，这里不能应用伯努利方程。

[例 2-5]　如图 2-2 所示，一个横截面积为 S_A 的敞口圆柱形容器内装有水，在容器的右侧水面下，深度为 h 处开一个横截面积为 S_B 的小孔（$S_B \ll S_A$），求小孔 B 处流速。

图 2-2　例 2-5

解：因容器的横截面积远远大于小孔处的截面 $S_A \gg S_B$，故可认为 $v_A \approx 0$。由题意，$p_A = p_B = p_0$（大气压）。对截面 A 和截面 B 运用伯努利方程

$$\rho g h = \frac{1}{2} \rho v_B^2$$

可得小孔处流速为

$$v_B = \sqrt{2gh}$$

[例 2-6]　如果空气流过飞机机翼下表面的速率是 $110 \mathrm{m \cdot s^{-1}}$，能提供机翼上下两表面压强差是 900Pa 时，空气在上表面处的流速应是多少？（空气的密度取 $1.3 \times 10^{-3} \mathrm{g \cdot cm^{-3}}$）

解：机翼上下两表面的高度差可以忽略，应用伯努利方程有

$$p_1 + \frac{1}{2} \rho v_1^2 = p_2 + \frac{1}{2} \rho v_2^2$$

可见，正是上下表面空气流的速度差提供了对机翼向上的升力。

将题中 $p_2 - p_1 = 900 \mathrm{Pa}$，$v_2 = 110 \mathrm{m \cdot s^{-1}}$ 代入上式，可得空气在上表面的流速为

$$v_1 = \sqrt{\frac{2(p_2 - p_1)}{\rho} + v_2^2} = \sqrt{\frac{2 \times 900}{1.3} + 110^2} = 116 (\mathrm{m \cdot s^{-1}})$$

[例 2-7]　一个宽大的玻璃容器底部连有一根水平细玻璃管，内直径 $d = 0.1 \mathrm{cm}$，长 $l = 10 \mathrm{cm}$，容器内盛有深 $h = 5 \mathrm{cm}$ 的硫酸（图 2-3），其密度为 $\rho = 1.9 \times 10^3 \mathrm{kg \cdot m^{-3}}$，测得一分钟内由细管流出的硫酸质量为 $m = 0.66 \times 10^{-3} \mathrm{kg}$，求硫酸的黏度。

解：将泊肃叶定律应用于水平细管两端，

$$Q = \frac{\pi R^4 \Delta p}{8 \eta L}$$

于是有

$$\eta = \frac{1}{Q} \cdot \frac{\pi r^4}{8l} \Delta p$$

图 2-3　例 2-7

将 $Q = \dfrac{m}{\rho \Delta t}$，$\Delta p = \rho g h$ 代入上式，可得硫酸的黏度为

$$\eta = \frac{\rho \Delta t}{m} \cdot \frac{\pi r^4}{8l} \cdot \rho g h = 0.04 (\mathrm{Pa \cdot s})$$

三、思考题与习题解答

2-1　简述体积流量守恒定律、伯努利方程、泊肃叶定律的适用条件分别是什么？

答：体积流量守恒定律适用条件为不可压缩流体在同一流管内稳定流动。理想流体伯努利方程适用条件为理想流体（不可压缩、没有黏性）在同一流管内稳定流动。黏性流体伯努利方程的适用条件是黏性流体在同一流管内稳定流动。泊肃叶定律适用条件是牛顿流体（遵循牛顿黏滞定律）在水平均匀（等截面）圆管内作稳定流动。

2-2　现代家庭生活中，经常用到各种用途的喷雾器，试说明喷雾原理。

答:家用喷雾器利用了空吸作用。喷雾器主要由 T 型管和活塞组成,T 型管的长管伸入瓶中液体,短管在和长管的交叉处截面积迅速减小,短管一端连接活塞,一端作为喷口。推压活塞时,短管中空气流动,和长管的交叉处流速大而压强小,达到一定负压时,瓶中液体即在大气压作用下沿长管上升,在通过交叉口时,低速液体被高速流动的空气撕成一小滴一小滴,这些小液滴喷出来后就成了雾。利用喷雾器可以喷香水、喷清洁剂、喷杀虫药等。

2-3 为什么自来水沿着一竖直管道向下流动时,能形成连续不断的水流,而当水从高处的水龙头自由下落时,则断裂成水滴,试说明之。

答:水沿竖直管道向下流时,由于水分子与管壁材料分子之间的相互作用力,使得管壁处流速为零(水润湿管壁材料),管轴处流速最大,沿半径方向流速呈一定梯度分布,因而可形成连续不断的水流。水自由下落时,由于水在不同高度处速度不同,因此难以形成连续的流管,易断裂成水滴。

2-4 如图 2-4 所示,一个盛有液体的大容器中插入一根均匀细弯管,当弯管最初充满液体,则随后液体从弯管下端 e 源源流出,此现象称为虹吸作用。已知弯管最高处比液面高 h,弯管下端 e 比液面低 H,不考虑液体黏性。求 a～e 各处的液体流速及它们压强之间的大小关系。

图 2-4 习题 2-4

解:由题意知,$p_a = p_e = p_0$(大气压)。对经过 a,e 点的流线运用伯努利方程

$$\frac{1}{2}\rho v_a^2 + \rho g H = \frac{1}{2}\rho v_e^2$$

因容器的横截面远远大于弯管的横截面,故可认为 $v_a \approx 0$。可得

$$v_e = \sqrt{2gH}$$

弯管粗细均匀,若液体不可压缩,应用连续性方程,

$$v_b = v_c = v_d = v_e = \sqrt{2gH}$$

对经过 b,e 点的流线运用伯努利方程,$p_b + \rho g H = p_e$,因此

$$p_b = p_e - \rho g H = p_0 - \rho g H$$

同理,对经过 c,e 点及 d,e 点的流线运用伯努利方程,得到

$$p_c = p_d = p_0 - \rho g (H+h)$$

可见,$p_a > p_b > p_c = p_d < p_e$。

2-5 在水平管的某一点,水的流速为 $2\text{m}\cdot\text{s}^{-1}$,高出大气压的计示压强为 10^4Pa,设水管的另一点的高度比第一点降低了 1m,如果在第二点处水管的横截面积是第一点处的 $1/2$,求第二点处的计示压强,忽略水的黏性。

解:由连续性方程 $S_1 v_1 = S_2 v_2$,得第二点处水的流速为 $v_2 = 4\text{m}\cdot\text{s}^{-1}$,再由伯努利方程求得第二点处的压强为

$$p_2 = p_1 + \frac{1}{2}\rho v_1^2 + \rho g h - \frac{1}{2}\rho v_2^2$$

因此第二点处的计示压强为

$$p_2 - p_0 = p_1 - \frac{1}{2}\rho(v_2^2 - v_1^2) + \rho g h - p_0$$

代入数据得 $p_2 - p_0 = 10^4 - 0.5\times10^3\times(4^2-2^2) + 10^3\times9.8\times1$

$$= 1.38\times10^4(\text{Pa}) = 13.8(\text{kPa})$$

2-6 水在截面不同的水平管中作稳定流动,出口处的截面积为管的最细处的 3 倍,若出口处

的流速为 $2\text{m}\cdot\text{s}^{-1}$,问最细处的压强为多少? 若在此最细处开一个小孔,水会不会流出来。(空气的大气压强为 101.325kPa)

解: 由连续性方程 $S_1v_1=S_2v_2$,得最细处的流速 $v_2=6\text{m}\cdot\text{s}^{-1}$ 。

由水平管中的伯努利方程有 $p_1+\dfrac{1}{2}\rho v_1^2=p_2+\dfrac{1}{2}\rho v_2^2$,最细处的压强为

$$p_2=p_0+\frac{1}{2}\rho v_1^2-\frac{1}{2}\rho v_2^2$$

$$=1.01\times10^5+\frac{1}{2}\times1.0\times10^3\times2^2-\frac{1}{2}\times1.0\times10^3\times6^2=85(\text{kPa})$$

因为 $p_2<p_0$,所以小孔内水不会流出来。

2-7 一个直立圆柱形容器,高为0.2m,直径为0.1m,顶部开启,底部有一面积为 $1\times10^{-4}\text{m}^2$ 的小孔,水以每秒 $1.4\times10^{-4}\text{m}^3$ 的快慢由水管自上面放入容器中。问容器内水面可上升的高度为多少? 若达到该高度时不再放水,求容器内的水流尽需要多少时间?

解: (1) 设容器内水面可上升的最大高度为 H ,此时放入容器的水和从小孔流出水的体积流量相等

$$Q=S_2v_2=1.4\times10^{-4}(\text{m}^3\cdot\text{s}^{-1})$$

因为 $S_1\gg S_2$,由连续性方程可将容器中水面处的流速 v_1 近似为零。

对容器中水面和小孔处运用伯努利方程

$$p_0+\frac{1}{2}\rho v_2^2=p_0+\rho gH$$

可得,小孔处水的流速 $v_2=\sqrt{2gH}$,因此小孔处的流量为

$$Q=S_2v_2=S_2\sqrt{2gH}$$

容器内水面可上升的高度则为 $H=\dfrac{1}{2g}\left(\dfrac{Q}{S_2}\right)^2=\dfrac{1}{2\times9.8}\left(\dfrac{1.4\times10^{-4}}{10^{-4}}\right)^2=0.1(\text{m})$ 。

(2) 设 t 时刻容器内水的高度降为 h ,液面继续下降 $\text{d}h$ 高度所需要的时间为 $\text{d}t$ 。此时小孔处水的流速为 $v_2=\sqrt{2gh}$,则有

$$\text{d}t=\frac{\text{d}V}{Q}=-\frac{S_1\cdot\text{d}h}{S_2v_2}=-\frac{S_1\cdot\text{d}h}{S_2\sqrt{2gh}}$$

因此,容器内水流尽需要的时间为 $T=\displaystyle\int_0^T\text{d}t=\int_H^0-\frac{S_1\cdot\text{d}h}{S_2\sqrt{2gh}}=\frac{S_1}{S_2}\sqrt{\frac{2H}{g}}$

$$=\frac{3.14\times0.05^2}{10^{-4}}\sqrt{\frac{2\times0.1}{9.8}}=11.2(\text{s})$$

2-8 一种测流速的装置如图 2-5 所示。设 U 型管内装有密度为 ρ' 的液体,在水平管中有密度为 $\rho(\rho<\rho')$ 的液体做稳定流动,已知水平管中粗、细两处的横截面积分别为 S_A 和 S_B ,测得 U 形管两液面的高度差为 h ,求液体在管子较粗处的流速 v 。

解: 由连续性方程 $S_Av_A=S_Bv_B$,得 $v_B=(S_A/S_B)v_A$ 。由题意, $p_A-p_B=(\rho'-\rho)gh$ 。

将上两式代入伯努利方程

$$p_A+\frac{1}{2}\rho v_A^2=p_B+\frac{1}{2}\rho v_B^2$$

$$(\rho'-\rho)gh=\frac{1}{2}\rho(v_B^2-v_A^2)=\frac{1}{2}\rho v_A^2\left[\left(\frac{S_A}{S_B}\right)^2-1\right]$$

解得,液体在管子较粗处的流速为 $v_A=S_B\sqrt{\dfrac{2(\rho'-\rho)gh}{\rho(S_A^2-S_B^2)}}$。

2-9　用如图2-6所示的流速计插入流水中测水流速度,设两管中的水柱高度分别为 5×10^{-3}m 和 5.4×10^{-2}m,求水流速度。

图 2-5　习题 2-8

图 2-6　习题 2-9

解:如教材中图2-6所示,由皮托管原理

$$\frac{1}{2}\rho v^2=\rho g\Delta h$$

可得,水流速度为　$v=\sqrt{2g\Delta h}$

$$=\sqrt{2\times9.8\times4.9\times10^{-2}}=0.98(\text{m}\cdot\text{s}^{-1})$$

2-10　一条半径为 3mm 的小动脉,若其中的血液流动为层流,血液流动的最大速度是多少?设血液黏度为 3.0×10^{-3}Pa·s,密度为 1.05×10^{3}kg·m^{-3}。

解:流动为层流要求雷诺数 $Re=\dfrac{\rho vr}{\eta}<1\,000$,因此要求血液流动速度 v

$$v<\frac{\eta\cdot1\,000}{\rho\cdot r}=\frac{3.0\times10^{-3}\times1\,000}{1.05\times10^{3}\times3\times10^{-3}}=0.952(\text{m}\cdot\text{s}^{-1})$$

即,在该动脉内血液流动速度须小于此值。

2-11　20℃的水在半径为 1×10^{-2}m 的水平均匀圆管内流动,如果在管轴处的流速为 0.1m·s^{-1},则由于黏滞性,水沿管子流动 10m 后,压强降落了多少?

解:流体在水平细圆管中稳定流动时,流速随半径的变化关系为 $v=\dfrac{\Delta p}{4\eta L}(R^2-r^2)$

管轴处($r=0$)流速则为 $v=\dfrac{R^2\Delta p}{4\eta L}$,变换公式可得 $\Delta p=\dfrac{4\eta Lv}{R^2}$,因此水沿管子流动 10m 后的压强降落为

$$\Delta p=\frac{4\eta Lv}{R^2}=\frac{4\times1.0\times10^{-3}\times10\times0.1}{(1\times10^{-2})^2}=40(\text{Pa})$$

2-12　设某人的心输出量为 0.83×10^{-4}m^3·s^{-1},体循环的总压强差为 12.0kPa,试求此人体循环的总流阻(即总外周阻力)是多少 N·S·m^{-5}。

解:此人体循环的总流阻为

$$R_{\mathrm{f}} = \frac{\Delta p}{Q} = \frac{12.0 \times 10^3}{0.83 \times 10^{-4}} = 1.44 \times 10^8 \, (\mathrm{N \cdot S \cdot m^{-5}})$$

2-13　一根粗细均匀的供油管道,已知 A 处比 B 处高 3.0m,且 A 处的压强比 B 处低 $1.5 \times 10^3 \mathrm{Pa}$,若油不可压缩且密度为 $0.9 \times 10^3 \mathrm{kg \cdot m^{-3}}$,求 $4.0 \mathrm{m}^3$ 的油从 A 处到 B 处过程中作稳定流动所损耗的能量。

解:因流体不可压缩且管道粗细均匀,因此,A、B 处油的速度相同。利用黏性流体的伯努利方程,

$$p_{\mathrm{A}} + \rho g h = p_{\mathrm{B}} + w$$

单位体积油的能量损耗为

$$\begin{aligned}
w &= p_{\mathrm{A}} - p_{\mathrm{B}} + \rho g h \\
&= -1.5 \times 10^3 + 0.9 \times 10^3 \times 9.8 \times 3.0 \\
&= 2.5 \times 10^4 \, (\mathrm{J \cdot m^{-3}})
\end{aligned}$$

总的能量损耗为 $W = w \cdot V = 2.5 \times 10^4 \times 4.0 = 1.0 \times 10^5 \, (\mathrm{J})$

四、自我评估题

2-1　理想流体在同一根流管中做稳定流动时,对于不同截面的质量或体积流量_____。
A. 质量流量与体积流量要区别考虑
B. 截面大处流量大
C. 截面小处流量大
D. 截面大处流量等于截面小处流量
E. 不知截面大小,不能确定流量

（D）

2-2　理想流体在粗细不均匀,位置高低不同的管中作稳定流动时_____。
A. 位置低处的压强一定比较大
B. 位置低处的流速一定比较大
C. 压强较小处,单位体积流体的动能和重力势能之和一定较大
D. 压强较小处,单位体积流体的动能一定比较小
E. 位置高处的单位体积流体的动能总是比较小

（C）

2-3　一个容量很大的水箱置于水平地面,箱壁上不同高度处开有 A、B、C 三个小孔,其中 B 孔恰在水深一半处(图 2-7)。
（1）从三个孔中射出的水落到地面时的速率_____。
　　A. 孔的最大　　　　B. B 孔的最大　　　　C. C 孔的最大
　　D. 一样大　　　　　E. 难以确定

（D）　图 2-7　自我评估题 2-3

（2）各孔射出的水的水平射程_____。
　　A. A 孔的最大　　　　B. B 孔的最大　　　　C. C 孔的最大
　　D. 一样大　　　　　　E. 难以确定

（B）

2-4 水管的某一点 A,水的流速为 $1.0\text{m}\cdot\text{s}^{-1}$,计示压强为 $3.0\times10^5\text{Pa}$。沿水管的另一点 B,比 A 点低 20 米,A 点面积是 B 点面积的三倍。则 B 点的流速和计示压强分别为_____。

    A. $3.0\text{m}\cdot\text{s}^{-1}$,$4.92\times10^5\text{Pa}$ B. $0.33\text{m}\cdot\text{s}^{-1}$,$4.92\times10^5\text{Pa}$

    C. $3.0\text{m}\cdot\text{s}^{-1}$,$5.93\times10^5\text{Pa}$ D. $1.0\text{m}\cdot\text{s}^{-1}\text{s}$,$5.93\times10^5\text{Pa}$

    E. $1.0\text{m}\cdot\text{s}^{-1}\text{s}$,$4.92\times10^5\text{Pa}$

(A)

2-5 运用牛顿黏滞定律的条件是_____。

    A. 理想流体做稳定流动   B. 牛顿流体做湍流

    C. 非牛顿流体做层流   D. 牛顿流体做层流

    E. 非牛顿流体做湍流

(D)

2-6 用皮托管测量密度为 $1.3\text{kg}\cdot\text{m}^{-3}$ 的气体流速时,分别将管口与流线平行和垂直的两根管子连接在 U 形管压强计上,此时计示压强为 $6.5\times10^3\text{Pa}$,则气体的流速为_____。

($100\text{m}\cdot\text{s}^{-1}$)

2-7 黏度为 $3.0\times10^{-3}\text{Pa}\cdot\text{s}$ 的液体沿水平方向做平面分层流动,流速沿着垂直方向的变化率为 0.6s^{-1},则面积为 10cm^2 的相邻两流层之间的摩擦力大小为_____。

($1.8\times10^{-6}\text{N}$)

2-8 在一截面积恒定的水平油管中,相隔 300m 的两点压强下降 $1.5\times10^4\text{Pa}$,则每立方米的油流过长度为 1m 时的能量损失为_____。

(50J)

2-9 雷诺数是判断生物体系内液体是做层流还是湍流的重要依据,许多藤本植物内水分流动雷诺数约为 3.33,说明一般植物组织中水分的流动是_____。

(层流)

2-10 如图 2-8 所示,油箱内盛有水和石油,石油密度为 $0.9\times10^3\text{kg}\cdot\text{m}^{-3}$,油的厚度 h_1 为 4m,水的厚度 h_2 为 1m,水自箱底小孔流出的速度是_____。

(9.5m/s)

图 2-8 自我评估题 2-10

2-11 四根直径相同的小管并联后与一根大管串联,两种管子的直径比为 2∶1,若水在大管的流速为 $1\text{m}\cdot\text{s}^{-1}$,那么在小管中的流速是多少?

($v_{小}=1\text{m}\cdot\text{s}^{-1}$)

2-12 从一根水平放置的,截面不均匀的管中排出的水流量是 $4\times10^{-3}\text{m}^3\cdot\text{s}^{-1}$,已知管截面积为 0.001m^2 处的压强是 $1.2\times10^5\text{Pa}$,问管截面积为多大时压强减少为 $1.0\times10^5\text{Pa}$?

($S_2=5.35\times10^{-4}\text{m}^2$)

2-13 一个截面为 A 的柱形桶内盛水的高度为 H,底部有一小孔,水从这里流出。设水流的截面积为 S(S≪A),求容器内只剩下一半水和水全部流完所需的时间 t_1 和 t_2,分析为何流完上一半所需的时间比流完下一半所需的时间短。

$$\left(t_1=(\sqrt{2}-1)\frac{A}{S}\sqrt{\frac{H}{g}},\ t_2=\sqrt{2}\frac{A}{S}\sqrt{\frac{H}{g}} \right)$$

2-14 如图 2-9 所示,虹吸管第 1 段的截面积是第 2、3 段的两倍。左侧管子插入一个敞口大容

29

器中,容器盛有黏度很小的液体,右侧管子在空气中。图中 H 已知,液体密度为 ρ,求虹吸管中 1 处的压强。

$$\left(p_1=p_0-\frac{1}{4}\rho gH\right)$$

2-15 从容器底部的小孔流出的水流形成水柱铅直下落,小孔处水流的横截面积为 S_0,速度为 v_0,问水柱的横截面积随着高度如何变化?计算时不考虑表面张力和空气的影响。

图 2-9 自我评估题 2-14

$$\left(S=S_0\bigg/\sqrt{\left(1+\frac{2gh}{v_0^2}\right)}\right)$$

2-16 用内径为 1cm 的细水管将地面上内径为 2cm 的粗水管中的水引到 5m 高的楼上。已知粗水管中的水压为 4×10^5Pa,流速为 4m·s^{-1}。若忽略水的黏滞性,问楼上细水管出口处的流速和压强分别为多少?

$$(16\text{m}\cdot\text{s}^{-1};2.3\times10^5\text{Pa})$$

2-17 下面是一个测定农药、叶肥等液体黏滞系数的简易方法。在一个宽大玻璃容器底部连接一根水平的细玻璃管,测定单位时间内由细管流出的液体质量,即可知 η。若已知细管内直径 $d=0.1$cm,细管长 $l=10$cm,容器内液面高 $h=5$cm,液体密度为 1.9×10^3kg·m^{-3},测得 1min 内自细管流出的液体质量 $m=0.66\times10^{-3}$kg,问该液体的 η 为多少?

$$(0.04\text{Pa}\cdot\text{s})$$

2-18 血液是黏滞流体,为维持血液的流动,心脏必须做功。主动脉中的平均血压为 1.33×10^4Pa,平均血流速度为 0.4m·s^{-1},心脏每分钟输出的血量为 5 000ml,血液密度为 1.05×10^3kg·m^{-3},求心脏每分钟在体外循环过程中所做的功(体循环中,血液由左心室流出,经动脉、毛细管、静脉回到心脏的右心房,血液到右心房时流速和血压可近似为零。)

$$(67\text{J})$$

2-19 血液循环过程中,血液的血压变化有何规律?体位对血压有何影响?

(杨中芹)

第三章 | 振 动

一、本章内容提要

1. 简谐振动　一种最简单、最基本的振动,以下三个定义是等效的。

(1) 物体在弹性力 $F = -kx$ 作用下的振动,称为简谐振动。

(2) 如果物体运动的位移 x 满足微分方程 $m\dfrac{d^2x}{dt^2} = -kx$ 时,则该物体的运动为简谐振动。

(3) 物体往复运动,其位移可表示为时间的余弦函数 $x = A\cos(\omega t + \varphi)$(或正弦函数)时,该物体的振动为简谐振动。

2. 简谐振动的特征量

(1) 振幅 A——振动物体离开平衡位置的最大位移。它的数值由简谐振动系统的固有角频率和初始条件(初始位移和初始速度)决定。

$$A = \sqrt{x_0^2 + \frac{v_0^2}{\omega^2}} \tag{3-1}$$

(2) 周期 T 和频率 ν 及角频率 ω——表征物体振动快慢的物理量,三者的关系为

$$\omega = 2\pi\nu = \frac{2\pi}{T} \tag{3-2}$$

角频率的大小只取决于振动系统本身,与外界因素无关,因此这种角频率也叫固有角频率。弹簧振子的角频率为

$$\omega = \sqrt{\frac{k}{m}} \tag{3-3}$$

(3) 相位 $(\omega t + \varphi)$ 和初相位 (φ)——决定简谐振动状态,其中初相位由简谐振动系统的角频率和初始条件决定,即

$$\varphi = \arctan\frac{-v_0}{\omega x_0} \tag{3-4}$$

3. 简谐振动的能量　以弹簧振子为例,在任意时刻,振动系统的动能,弹性势能和总机械能分别为

$$E_k = \frac{1}{2}mv^2 = \frac{1}{2}m\omega^2 A^2 \sin^2(\omega t + \varphi) \tag{3-5}$$

$$E_p = \frac{1}{2}kx^2 = \frac{1}{2}kA^2 \cos^2(\omega t + \varphi) \tag{3-6}$$

$$E = E_k + E_p = \frac{1}{2}m\omega^2 A^2 = \frac{1}{2}kA^2 \tag{3-7}$$

4. **阻尼振动** 振幅随时间减小的振动,称为阻尼运动。它遵从的振动方程为 $\dfrac{\mathrm{d}^2x}{\mathrm{d}t^2}+2\beta\dfrac{\mathrm{d}x}{\mathrm{d}t}+\omega_0^2x=0$($\omega_0$ 为振动系统的固有频率,β 为阻尼常量)

在阻尼作用较小(即 $\beta<\omega_0$)时,此方程的解为

$$x=A_0\mathrm{e}^{-\beta t}\cos(\omega t+\varphi) \quad (\text{其中 } \omega=\sqrt{\omega_0^2-\beta^2}) \tag{3-8}$$

它的周期可表示为

$$T=\frac{2\pi}{\omega}=\frac{2\pi}{\sqrt{\omega_0^2-\beta^2}} \tag{3-9}$$

5. **受迫振动** 在周期性外力作用下发生的振动,称为受迫振动,此周期性外力称为驱动力。振动系统的能量一方面由于阻尼的存在而减小,振动也随着衰减;另一方面通过驱动力对振动系统做功所提供的能量恰好补偿因阻尼所损失的能量,振动就得以维持并会达到稳定状态。

6. **共振** 当驱动力的角频率接近系统的固有角频率时,受迫振动振幅急剧增大的现象,称为共振。

7. **两个同振动方向、同频率简谐振动的合成** 合振动是简谐振动,频率与分振动频率相同。合振动的振幅 A 和初位相 φ 分别为

$$A=\sqrt{A_1^2+A_2^2+2A_1A_2\cos(\varphi_2-\varphi_1)} \tag{3-10}$$

$$\varphi=arctan\frac{A_1\sin\varphi_1+A_2\sin\varphi_2}{A_1\cos\varphi_1+A_2\cos\varphi_2} \tag{3-11}$$

当相位差

(1) $\varphi_2-\varphi_1=\pm2k\pi$($k=0,1,2,\cdots$)时,$A=A_1+A_2$,合振幅最大。

(2) $\varphi_2-\varphi_1=\pm(2k+1)\pi$($k=0,1,2,\cdots$)时,$A=|A_1-A_2|$,合振幅最小。

(3) 当相位差取其他值时,$|A_1-A_2|<A<(A_1+A_2)$。

8. **同振动方向、不同频率的简谐振动的合成** 合振动不再是简谐振动,但仍然是周期性振动。由于两个分振动频率的微小差异而产生的合振动振幅时强时弱的现象,称为拍。

9. **两个同频率、互相垂直的简谐振动的合成** 其合振动的轨迹为椭圆,而椭圆的形状决定于分振动的相位差。

(1) $\varphi_2-\varphi_1=0$,即两振动同相时,合振动的轨迹是通过坐标原点而斜率为 $\dfrac{A_2}{A_1}$ 的一条直线。

(2) $\varphi_2-\varphi_1=\pi$,即两振动反相时,合振动的轨迹是通过坐标原点而斜率为 $-\dfrac{A_2}{A_1}$ 的一条直线。

(3) $\varphi_2-\varphi_1=\pm\dfrac{\pi}{2}$,合振动的轨迹是以坐标轴为主轴的椭圆或圆。

(4) $\varphi_2-\varphi_1$ 等于其他值时,合振动的轨迹一般是椭圆,其形状和运动方向由分振动振幅的大小和相位差决定。

二、解题指导——典型例题

[**例 3-1**] 一个沿 x 轴做简谐振动的弹簧振子,已知振幅为 A,周期为 T,其运动用余弦函数表示。如果 $t=0$ 时,振子的运动状态为:位移 $x=\dfrac{A}{2}$,且向正方向运动(图 3-1)。试求它的初相位并写

出振动表达式。

解：

用周期 T 表示的振动表达式的标准形式为

$$x = A\cos\left(\frac{2\pi}{T}t + \varphi\right)$$

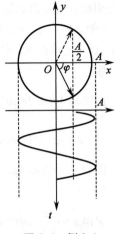

由题意可知，特征量 A 和 T 已知，待确定的是初相位 φ，现用旋转矢量法来确定 φ。取水平轴为 x，矢量以角速度 ω 沿逆时针方向匀速旋转，则旋转矢量在 x 轴上的投影就是振子做简谐振动的位移。

根据初相位定义，当 $t=0$ 时，x 轴正方向与旋转矢量之间的夹角（从 x 轴沿逆时针方向转过的角为正）即为初相位。由题意，当 $t=0$ 时：满足 $x = +\frac{A}{2}$ 的位置有两点，分布于 x 轴上下两个位置，而同时满足向正方向运动的位置只有一个，即在 x 轴下方。设从 x 轴沿顺时针方向转至该旋转矢量处的角为 θ，由几何关系得

$$\cos\theta = \frac{A/2}{A} = \frac{1}{2} \quad \text{即} \quad \theta = \frac{\pi}{3}$$

图 3-1 例 3-1

所以初相位为 $\varphi = -\theta = -\frac{\pi}{3}$

得振动表达式为：$x = A\cos\left(\frac{2\pi}{T}t - \frac{\pi}{3}\right)$

解：

用表达式确定初相 φ。将 $t=0$ 时，$x = \frac{A}{2}$ 代入简谐振动的运动表达式

$$x = A\cos\left(\frac{2\pi}{T}t + \varphi\right)$$

可得 $\quad \frac{A}{2} = A\cos\left(\frac{2\pi}{T} \times 0 + \varphi\right)$

即 $\quad \cos\varphi = \frac{1}{2}$

则 $\varphi = \frac{\pi}{3}$ 或者 $\varphi = -\frac{\pi}{3}$

将 $t=0$，$v_0 > 0$ 代入速度表达式

$$v = -A\frac{2\pi}{T}\sin\left(\frac{2\pi}{T} \times t + \varphi\right)$$

即 $v_0 = -A\frac{2\pi}{T}\sin\varphi > 0$

因 A 和 T 均为正值，所以只有 $\sin\varphi < 0$

即 $\varphi < 0$

可见，同时满足条件：$x = \frac{A}{2}$；$v_0 > 0$ 得角为 $\varphi = -\frac{\pi}{3}$。

初相位为 $\varphi = -\frac{\pi}{3}$，振动表达式为 $x = A\cos\left(\frac{2\pi}{T}t - \frac{\pi}{3}\right)$。两种解法结果相同，显然用旋转矢量法

确定初相 φ 较为直观简洁。

[例3-2]　已知某简谐振动的振动曲线如图 3-2 所示,试写出该振动的位移与时间的关系。

解:

图 3-2　例 3-2

由图知 $A = 4.0 \times 10^{-2}$ m。当 $t=0$ 时,$x_0 = \dfrac{A}{2}$,$v_0 > 0$。

由式 $x_0 = A\cos\varphi$,所以 $\cos\varphi = \dfrac{1}{2}$ 则 $\varphi = \dfrac{\pi}{3}$ 或者 $\varphi = -\dfrac{\pi}{3}$。

因为 $v_0 = -A\omega\sin\varphi > 0$,所以

$$\sin\varphi < 0$$

解得 $\varphi = -\dfrac{\pi}{3}$,所以 $x = 4.0 \times 10^{-2}\cos\left(\omega t - \dfrac{\pi}{3}\right)$ m

又由曲线知,当 $t=1$s 时,$x=0$。代入上式得:

$$0 = 4.0 \times 10^{-2}\cos\left(\omega - \dfrac{\pi}{3}\right)$$

因 $\omega > 0$ 且取最小值,所以 $\omega - \dfrac{\pi}{3} = \dfrac{\pi}{2}$

即 $\omega = \left(\dfrac{\pi}{2} + \dfrac{\pi}{3}\right)\text{rad} \cdot \text{s}^{-1} = \dfrac{5\pi}{6}\text{rad} \cdot \text{s}^{-1}$

简谐振动的表达式为 $x = 4.0 \times 10^{-2}\cos\left(\dfrac{5\pi}{6}t - \dfrac{\pi}{3}\right)$ m。

[例3-3]　底面积为 S 的长方形木块,浮于水面下 a,用手按下 x 后释放(图3-3),证明木块运动为简谐振动,其周期为 $T = 2\pi\sqrt{\dfrac{a}{g}}$。

解:

平衡时

$$mg = F_{浮} = aS\rho g$$

任意位置 x 处,合力 $F = mg - F_{浮}$,即

$$F = aS\rho g - (a+x)S\rho g = -S\rho gx = -kx$$

为回复力,其中 $k = S\rho g$

根据牛顿第二定律,物体的运动方程表示为

$$m\dfrac{\mathrm{d}^2 x}{\mathrm{d}t^2} = -kx$$

式中 k 和 m 均为正量,令 $k/m = \omega^2$,上式可写为

$$\dfrac{\mathrm{d}^2 x}{\mathrm{d}t^2} + \omega^2 x = 0$$

其解为简谐振动方程 $x = A\cos(\omega t + \varphi)$

可得

$$\omega = \sqrt{\dfrac{k}{m}} = \sqrt{\dfrac{S\rho g}{aS\rho}} = \sqrt{\dfrac{g}{a}}$$

周期为

$$T = \dfrac{2\pi}{\omega} = 2\pi\sqrt{\dfrac{a}{g}}$$

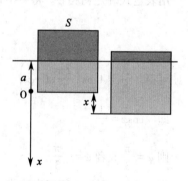

图 3-3　例 3-3

三、思考题与习题解答

3-1　什么是简谐振动？说明下列运动是否为简谐振动：

（1）拍皮球时球的上下运动；

（2）一个小球在半径很大的光滑凹球面底部的小幅度摆动。

解：简谐振动是最基本、最重要的一种振动。可以从不同方面给出简谐振动的定义。

（1）物体在弹性力 $F=-kx$ 作用下的振动，称为简谐振动。

（2）如果物体运动的位移 x 满足微分方程 $m\dfrac{\mathrm{d}^2x}{\mathrm{d}t^2}=-kx$ 时，则该物体的运动为简谐振动。

（3）物体往复运动，其位移可表示为时间的正弦或余弦函数，即 $x=A\cos(\omega t+\varphi)$ 时，该物体的振动为简谐振动。

以上三个定义是等效的。

在拍皮球时球的上下运动过程中，因为皮球所受外力不符合 $F=-kx$ 这一规律，所以皮球的运动不是简谐振动。小球在半径很大的光滑凹球面底部的小幅度摆动，类似单摆的运动，在角位移很小的情况下其受力符合 $F=-kx$ 这一规律，且振动可用简谐振动的方程形式表示，所以其振动为简谐振动。

3-2　简谐振动的速度与加速度的表达式中都有个负号，这是否意味着速度和加速度总是负值？是否意味着两者总是同方向？

解：这不意味着两者总是负值，也不意味着两者的方向总相同，要比较的话，应将它们都化成同一余弦函数形式，即

$$x=A\cos(\omega t+\varphi)$$

$$v=-A\omega\sin(\omega t+\varphi)=A\omega\cos\left[(\omega t+\varphi)+\frac{\pi}{2}\right]$$

$$a=-A\omega^2\cos(\omega t+\varphi)=A\omega^2\cos\left[(\omega t+\varphi)+\pi\right]$$

由此看出速度的相位比位移超前 $\dfrac{\pi}{2}$，而加速度的相位比位移相位差 π，即恒相反。

3-3　当一个弹簧振子的振幅增大到两倍时，试分析它的下列物理量将受到什么影响：振动的周期、最大速度、最大加速度和振动的能量。

解：由于 $\omega=\sqrt{\dfrac{k}{m}}$，所以弹簧振子的振幅增大到两倍时，其周期不变。

因为最大速度、最大加速度和能量分别为

$$v=A\omega$$

$$a=A\omega^2$$

$$E=\frac{1}{2}m\omega^2A^2=\frac{1}{2}kA^2$$

所以最大速度和最大加速度都要变为原来的 2 倍，能量变为原来的 4 倍。

3-4　轻弹簧的一端相接的小球沿 x 轴作简谐振动，振幅为 A，位移与时间的关系可以用余弦函数表示。若在 $t=0$ 时，小球的运动状态分别为

（1）$x=-A$；

（2）过平衡位置，向 x 轴正方向运动；

（3）过 $x=A/2$ 处，向 x 轴负方向运动；

（4）过 $x=A/\sqrt{2}$ 处，向 x 轴正方向运动。

试确定上述各种状态的初相位。

解：

（1）将 $t=0$，$x=-A$ 代入 $x=A\cos(\omega t+\varphi)$，得

$$\cos\varphi=-1,\quad \varphi=\pi$$

（2）将 $t=0$，$x=0$，$v>0$ 代入，得

$$A\cos\varphi=0,\quad -\omega A\sin\varphi>0$$

由以上两式可解得

$$\varphi=-\frac{\pi}{2}$$

（3）由 $t=0$，$x=A/2$ 和 $v<0$ 可以得到

$$A\cos\varphi=\frac{A}{2},\quad -\omega A\sin\varphi<0$$

因此可以解得

$$\varphi=\frac{\pi}{3}$$

（4）由 $t=0$，$x=A/\sqrt{2}$，$v>0$ 可以得到

$$A\cos\varphi=\frac{A}{\sqrt{2}},\quad -\omega A\sin\varphi>0$$

可以解得

$$\varphi=-\frac{\pi}{4}$$

3-5　任何一个实际的弹簧都是有质量的，如果考虑弹簧的质量，弹簧振子的振动周期将如何变化？

解：由于 $\omega=\sqrt{\dfrac{k}{m}}$，所以如果考虑弹簧的质量，弹簧振子的振动周期将变长。

3-6　一个弹簧振子沿 x 轴作简谐振动，在 $t=0$ 时物体对平衡位置的位移 $x_0=0.05\text{m}$，速度 $v_0=-0.628\text{m}\cdot\text{s}^{-1}$。已知弹簧的劲度系数为 $k=15.8\text{N}\cdot\text{m}^{-1}$，物体质量为 $m=0.1\text{kg}$，写出此简谐振动的表达式。

解：此题意为已知各量求方程。先求出描述简谐振动的特征量 A、ω 和 φ。设振动表达式为 $x=A\cos(\omega t+\varphi)$，则

$$\omega=\sqrt{\frac{k}{m}}=\sqrt{\frac{15.8}{0.1}}=12.56(\text{rad}\cdot\text{s}^{-1})$$

$$A=\sqrt{x_0^2+\frac{v_0^2}{\omega^2}}=\sqrt{0.05^2+\frac{0.628^2}{12.56^2}}=0.070\ 7(\text{m})$$

而 $v=\dfrac{\mathrm{d}x}{\mathrm{d}t}=-A\omega\sin(\omega t+\varphi)=A\omega\cos\left[(\omega t+\varphi)+\dfrac{\pi}{2}\right]$

将 $t=0$，$x_0=0.05\text{m}$ 代入表达式 $x=0.070\ 7\cos(\omega t+\varphi)$，并利用 $v_0<0$，得：

$$0.070\ 7\cos\varphi = 0.05, \quad -\omega A\sin\varphi < 0$$

因此 $\cos\varphi = \dfrac{0.05}{0.070\ 7} \approx \dfrac{1}{\sqrt{2}} = \dfrac{\sqrt{2}}{2}$，$\sin\varphi > 0$

即 $\varphi = \dfrac{\pi}{4}$

所以此简谐振动的表达式为：$x = 0.070\ 7\cos\left(12.56t + \dfrac{\pi}{4}\right)(\text{m})$。

3-7 一沿 x 轴作简谐振动的物体，振幅为 $5.0\times10^{-2}\text{m}$，频率 2.0Hz，在时间 $t = 0$ 时，振动物体开始运动，求其振动表达式。

（1）物体经平衡位置处向 x 轴正方向运动。

（2）经平衡位置处向 x 轴负方向运动。

解：此题意为已知各量求方程。先求出描述简谐振动的三个特征量 A、ω 和 φ；然后将特征量代入振动表达式的标准形式，化简求得振动表达式。

特征量：$A = 5.0\times10^{-2}\text{m}$；$\omega = 2\pi\nu = 4\pi$；向 x 轴正方向运动时，$\varphi = -\dfrac{\pi}{2}$；向 x 轴负方向运动时 $\varphi = \dfrac{\pi}{2}$。代入表达式的标准形式分别得

$$x = 5.0\times10^{-2}\cos\left(4\pi t - \dfrac{\pi}{2}\right)(\text{m})$$

$$x = 5.0\times10^{-2}\cos\left(4\pi t + \dfrac{\pi}{2}\right)(\text{m})$$

向 x 轴正方向运动时的振动表达式为 $x = 5.0\times10^{-2}\cos\left(4\pi t - \dfrac{\pi}{2}\right)\text{m}$，向 x 轴负方向运动时的振动表达式为 $x = 5.0\times10^{-2}\cos\left(4\pi t + \dfrac{\pi}{2}\right)\text{m}$。

3-8 一个运动物体的位移与时间的关系为 $x = 0.10\cos(2.5\pi t + \pi/3)\text{m}$，试求：

（1）周期、角频率、频率、振幅和初相位；

（2）$t = 2\text{s}$ 时物体的位移、速度和加速度。

解：

（1）此题为已知振动表达式求各量。解题的基本方法是将已知的振动表达式与标准表达式相比较，直接写出三个特征量。由表达式

$$x = 0.10\cos(2.5\pi t + \pi/3)(\text{m})$$

振幅 $A = 0.10\text{m}$，角频率 $\omega = 2.5\pi\text{rad·s}^{-1}$；周期 $T = \dfrac{2\pi}{\omega} = 0.80\text{s}$；频率 $\nu = \dfrac{1}{T} = 1.25\text{Hz}$；初相位 $\varphi = \pi/3$。

（2）$t = 2\text{s}$ 时，物体的位移 $x = 0.10\cos(5\pi + \pi/3) = -5\times10^{-2}(\text{m})$

速度 $\qquad v = -0.10\times2.5\pi\sin\left(5\pi + \dfrac{\pi}{3}\right) = 0.68(\text{m·s}^{-1})$

加速度 $\qquad a = -0.10\times(2.5\pi)^2\cos\left(5\pi + \dfrac{\pi}{3}\right) = 3.1(\text{m·s}^{-2})$

3-9 一个质量为 10g 的物体做简谐振动,其振幅为 24cm,周期为 4.0s,当 $t=0$ 时,位移为 +24cm。求:

(1) $t=0.5$s 时,物体所在位置;

(2) $t=0.5$s 时,物体所受力的大小和方向;

(3) 由起始位置运动到 $x=12$cm 处,物体的速度、动能以及系统的势能和总能量。

解: 用周期 T 表示的振动表达式的标准形式为 $x=A\cos\left(\dfrac{2\pi}{T}t+\varphi\right)$,由于 $A=0.24$m,$T=4.0$s,当 $t=0$ 时,位移处于+24cm 处,代入得:

$$0.24=0.24\cos\left(\frac{2\pi}{T}\times0+\varphi\right)$$

即 $\cos\varphi=1$,得到:

$$\varphi=0$$

所以该物体的简谐振动表达式为 $x=0.24\cos\left(\dfrac{2\pi}{4}t\right)=0.24\cos\left(\dfrac{\pi}{2}t\right)$

(1) $t=0.5$s 时,物体所在位置

将 $t=0.5$s 代入简谐振动表达式得:

$$x=0.24\cos\left(\frac{\pi}{2}\times0.5\right)=0.24\cos\frac{\pi}{4}=0.17(\text{m})\ ;$$

(2) 由于 $\omega=\sqrt{\dfrac{k}{m}}$

所以 $k=m\omega^2=m\left(\dfrac{2\pi}{T}\right)^2=0.010\times\left(\dfrac{\pi}{2}\right)^2=0.025(\text{N}\cdot\text{m}^{-1})$

当 $t=0.5$s 时,物体所在位置:$x=0.17(\text{m})$

简谐振动是物体在弹性力 $F=-kx$ 作用下的振动,所以其受力为:
$$F=-kx=-0.025\times0.17=-4.19\times10^{-3}(\text{N})$$
其方向指向平衡位置。

(3) 当物体由起始位置运动到 $x=12$cm 处时,即:

$$x=0.24\cos\left(\frac{\pi}{2}t\right)\text{m}=0.12(\text{m})$$

得到:

$$\cos\left(\frac{\pi}{2}t\right)=\frac{1}{2}$$

又由于物体是由起始位置运动到 $x=12$cm 处,其速度为负值,即

$$\upsilon=-A\omega\sin(\omega t)=-0.24\times\frac{\pi}{2}\times\sin\left(\frac{\pi}{2}t\right)<0$$

所以 $\sin\left(\dfrac{\pi}{2}t\right)>0$

由以上各式可以得到:$\dfrac{\pi}{2}t=\dfrac{\pi}{3}$

所以 $t=\dfrac{2}{3}$s,将其代入速度表达式得:

$$v = -A\omega\sin(\omega t) = -0.24 \times \frac{\pi}{2} \times \sin\left(\frac{\pi}{2}t\right) = -0.326(\mathrm{m \cdot s^{-1}})$$

其动能 $E_k = \dfrac{1}{2}mv^2 = \dfrac{1}{2}m\omega^2 A^2 \sin^2(\omega t) = \dfrac{1}{2} \times 0.01 \times \left(\dfrac{\pi}{2}\right)^2 \times 0.24^2 \times \sin^2\dfrac{\pi}{3} = 5.32 \times 10^{-4}(\mathrm{J})$

系统势能 $E_p = \dfrac{1}{2}kx^2 = \dfrac{1}{2}kA^2\cos^2(\omega t + \varphi) = \dfrac{1}{2} \times 0.01 \times \left(\dfrac{\pi}{2}\right)^2 \times 0.24^2 \times \cos^2\dfrac{\pi}{3} = 1.78 \times 10^{-4}(\mathrm{J})$

系统总能量 $E = E_k + E_p = \dfrac{1}{2}m\omega^2 A^2 = \dfrac{1}{2}kA^2 = \dfrac{1}{2} \times 0.01 \times \left(\dfrac{\pi}{2}\right)^2 \times 0.24^2 = 7.10 \times 10^{-4}(\mathrm{J})$

3-10 两个同方向、同频率的简谐振动表达式为 $x_1 = 4\cos\left(3\pi t + \dfrac{\pi}{3}\right)$ m 和 $x_2 = 3\cos\left(3\pi t - \dfrac{\pi}{6}\right)$ m，试求它们的合振动表达式。

解：先由公式求出合振动的振幅、初相，代入标准表达式可得到合振动表达式。

$$A = \sqrt{4^2 + 3^2 + 2 \times 4 \times 3\cos\left(-\frac{\pi}{6} - \frac{\pi}{3}\right)} = 5$$

$$\varphi = \arctan\frac{4\sin\dfrac{\pi}{3} + 3\sin\left(-\dfrac{\pi}{6}\right)}{4\cos\dfrac{\pi}{3} + 3\cos\left(-\dfrac{\pi}{6}\right)} = 0.128\pi$$

合振动表达式为

$$x = 5\cos(3\pi t + 0.128\pi)(\mathrm{m})$$

四、自我评估题

3-1 将一弹簧振子中的物体分别拉离平衡位置 1cm 和 2cm（形变在弹性限度内）后，由静止释放，则在这两种情况下物体做简谐振动的

A. 周期相同   B. 振幅相同   C. 最大速度相同

D. 最大加速度相同   E. 弹性势能相同

（A）

3-2 如果物体振动时，如果具有以下特点，则必定为简谐振动

A. 物体受力大小与位移成正比，方向与位移方向相反

B. 物体的加速度大小与位移成正比，方向与位移方向相反

C. 物体运动的位移随时间按正弦（或余弦）规律变化

D. 物体在平衡位置附近来回运动

E. 物体受力大小与位移成反比，方向与位移方向相反

（ABC）

3-3 一个质点做上下方向的简谐振动，设向上方向为正方向，$t = 0$ 时，质点在平衡位置且开始向下振动，则初相位为：

A. 0;   B. $\dfrac{\pi}{2}$;   C. $-\dfrac{\pi}{2}$;   D. $\dfrac{\pi}{3}$;   E. π

（B）

3-4 设有一弹簧振子,其质量为 2.5kg,劲度系数为 100N/m。当 $t=0$ 时,$x_0=0.1m$,$v_0=0$,则该振动的简谐振动表达式为_____。

$$(x=0.1\cos2\pi t)$$

3-5 一氢原子在一分子中作简谐振动。已知氢原子的质量为 $1.68\times10^{-27}kg$,振动的频率为 10^4Hz,振幅为 $10^{-11}m$。此氢原子的最大速度为_____,此振动的能量为_____。

$$(6.28\times10^{-7}m\cdot s^{-1};3.31\times10^{-40}J)$$

3-6 设弹簧的质量不计,一水平放置的弹簧振子,已知物体经过平衡位置向右运动时速度 $v=1.0m\cdot s^{-1}$,周期 $T=1.0s$。求经过 $\frac{1}{3}s$ 的时间,物体的动能是原来的_____。

$$\left(\frac{1}{4}\right)$$

3-7 有两个同方向、同频率的简谐振动,其合成振动的振幅为 0.09m,第一分振动的振幅为 0.05m,第二分振动的振幅为 0.07m,求两个分振动的相位差。

$$(84°16')$$

3-8 一弹簧振子的质量为 0.5kg,劲度系数为 50N/m,振幅为 0.04m,求其振动的角频率、最大速度和最大加速度。

$$(10rad\cdot s^{-1},0.4m\cdot s^{-1},4m\cdot s^{-2})$$

3-9 某质点参与 $x_1=10\cos(\pi t-\pi/2)cm$ 及 $x_2=20\cos(\pi t-\pi/3)cm$ 两个同方向的简谐振动,求其合成振动的振动表达式。

$$\{29.1\cos[\pi t-\arctan(1+\sqrt{3})]cm\}$$

3-10 有一劲度系数为 32.0N/m 的轻弹簧,放置在光滑的水平面上,其一端被固定,另一端系一个质量为 500g 的物体。将物体沿弹簧长度方向拉伸至距平衡位置 10.0cm 处,然后将物体由静止释放,物体将在水平面上沿一条直线作简谐振动。分别写出振动的位移、速度和加速度与时间的关系。

$$[x=0.100\cos(8.00t)m;v=-0.800\sin(8.00t)m\cdot s^{-1};a=-6.40\cos(8.00t)m\cdot s^{-2}]$$

3-11 一个沿 x 轴作简谐振动的物体,振幅为 0.01m,振动周期为 0.5 秒,该物体在 $t=0$ 时,位移为 $\frac{0.01}{2}m$,且向 x 轴正方向运动,求:

(1)振动方程;

(2)$t=3s$ 时物体的位移、速度、加速度。

$$\left[(1)\ (x=0.01\cos\left(4\pi t-\frac{\pi}{3}\right)m;(2)\ x=0.01\cos\left(4\pi\times3-\frac{\pi}{3}\right)=0.005m;\right.$$

$$v=\frac{dx}{dt}=-A\omega\sin(\omega t+\varphi)=-0.01\times4\pi\sin\left(4\pi\times3-\frac{\pi}{3}\right)=0.11m/s;$$

$$\left.a=-A\omega^2\cos(\omega t+\varphi)=-0.01\times(4\pi)^2\cos\left(4\pi\times3-\frac{\pi}{3}\right)=-0.79m/s^2\right]$$

(盖志刚)

第四章 | 机械波 声波 超声波

一、本章内容提要

1. 机械波 机械振动在弹性介质中的传播就形成了机械波。波动(或行波)是振动状态的传播,是能量的传播,而不是质点的传播。

(1)产生条件:波源及弹性介质。只有在弹性介质中,某个质点的振动才能带动与其相邻质点的振动。

(2)分类:按传播方向和振动方向间的关系可以分为横波和纵波。

横波:参与波动的质点的振动方向与波的传播方向相垂直的波。

纵波:参与波动的质点的振动方向与波的传播方向相平行的波。

(3)几何描述

波线:表示波的相位传播方向的线。

波面:某一时刻振动相位相同的点连成的面。

波前:某一时刻最前面的波面。

(4)描述波动的基本物理量。

波速 u:单位时间内振动传播的距离,也就是波面向前推进的速率。

波长 λ:在波动中,同一波线上两个相位差为 2π 的点之间的距离。横波的波长等于两相邻波峰之间或相邻波谷之间的距离;纵波的波长等于两相邻密部之间或相邻疏部之间的距离。

周期 T:一个完整的波(即一个波长的波)通过波线上某点所需的时间。

频率 ν:单位时间内通过波线上某点完整波的数目,是周期的倒数。

它们之间的关系为:

$$u = \lambda/T = \lambda\nu \tag{4-1}$$

2. 平面简谐波 波面是平面的简谐波。

(1)平面简谐波的波函数:

$$y = A\cos\left[\omega\left(t - \frac{x}{u}\right) + \varphi\right] = A\cos\left[2\pi\left(\frac{t}{T} - \frac{x}{\lambda}\right) + \varphi\right]$$

$$= A\cos(\omega t - kx + \varphi) = A\cos\left[2\pi\left(\nu t - \frac{x}{\lambda}\right) + \varphi\right] \tag{4-2}$$

其中角波数 $k = \dfrac{2\pi}{\lambda}$;波速 $u = \dfrac{\omega}{k}$。

(2)波的能量:体积为 ΔV 的介质具有动能和弹性势能

$$\Delta E = \Delta E_k + \Delta E_p = \rho\Delta V A^2\omega^2\sin^2\left[\omega\left(t - \frac{x}{u}\right) + \varphi\right] \tag{4-3}$$

介质中单位体积波的能量,称为波的能量密度。能量密度在一个周期内的平均值,称为平均能量密度:

$$\bar{w} = \frac{1}{2}\rho A^2 \omega^2 \tag{4-4}$$

(3)波的强度(平均能流密度):通过与波线垂直的单位面积的平均能流

$$I = \frac{\bar{P}}{S} = \bar{w}u = \frac{1}{2}\rho u A^2 \omega^2 \tag{4-5}$$

即波的强度与振幅的平方、频率的平方成正比。

(4)波的衰减:机械波在介质中传播时,它的强度将随着传播距离的增加而衰减,振幅也随之减小的现象。平面波的强度在传播过程中按指数规律衰减,即

$$I = I_0 e^{-\mu x} \tag{4-6}$$

式中 μ 称为介质的吸收系数,它与介质的性质和波的频率有关。

3. 波的衍射和干涉

(1)惠更斯原理:介质中波前上的每一点都可以看作新子波源,向各个方向发射子波;在其后的任一时刻,这些子波的包迹就是该时刻的新波前。

(2)波的叠加原理:几列波可以互不影响地同时通过某一区域;在相遇处,任一质点的位移是各列波单独在该点所引起的振动位移的矢量和。

(3)波的干涉:满足相干条件的两列波在空间相遇时,某些地方振动始终加强,而另一些地方振动始终减弱的现象。

1)干涉条件:频率相同、振动方向相同、初相位相同或相位差恒定。

2)相干波加强和减弱条件:

$\Delta\varphi = \varphi_2 - \varphi_1 - 2\pi\dfrac{r_2-r_1}{\lambda} = \pm 2k\pi, (k=0,1,2,\cdots)$ 干涉加强;

$\Delta\varphi = \varphi_2 - \varphi_1 - 2\pi\dfrac{r_2-r_1}{\lambda} = \pm(2k+1)\pi, (k=0,1,2,\cdots)$ 干涉减弱。

(4)调幅波:两个振幅相等、初相位均为零的简谐波以接近的频率和波长在同一空间区域叠加,合成波振幅本身(合成波的包络)形成一个波,这个波相对合成波而言是缓慢变化的,称为调幅波。

(5)驻波:两列频率、振动方向和振幅都相同而传播方向相反的简谐波叠加形成的一种波形不随时间变化的波,称为驻波。假设两列波引起的原点处质点振动的初相均为0,则驻波表达式为

$$y = \left(2A\cos 2\pi\frac{x}{\lambda}\right)\cos 2\pi\frac{t}{T} \tag{4-7}$$

它实际上是稳定的分段振动,没有振动状态或相位的传播。始终静止不动的点称为波节,振幅始终最大的点称为波腹。两相邻波节之间各点的振动相位相同。在驻波中,波腹附近的动能与波节附近的势能之间不断进行着互相转换和转移,却没有能量的定向传播。驻波的能量禁锢在两波节之间。

4. 多普勒效应 当波源和观察者中之一或两者以不同速度同时相对于介质运动时,观察者所观测到的波的频率将高于或低于波源的振动频率,这种现象称为多普勒效应。频率改变的原因:在观察者运动的情况下,频率改变是由于观察者观测到的波数增加或减少;在波源运动的情况下,频率改变是由于波长的缩短或伸长。观测者观测到的频率与波源的频率之间的关系为

$$\nu_R = \frac{u \pm v_R}{u \mp v_s} \nu_S \tag{4-8}$$

5. 声波　频率在 20～20 000Hz 的机械纵波。

（1）声压（瞬时声压）：在某一时刻，介质中某一点的压强与无声波通过时的压强之差，用 P 表示。对于平面简谐波而言，

$$P = \rho u \omega A \cos\left[\omega\left(t - \frac{x}{u}\right) + \varphi + \frac{\pi}{2}\right] \tag{4-9}$$

（2）声阻抗：用来表征介质传播声波能力特性的一个重要物理量，其大小取决于介质密度与声速，即

$$Z = \rho u \tag{4-10}$$

（3）声强：单位时间内通过垂直于声波传播方向的单位面积的声波能量，用 I 表示。

$$I = \frac{1}{2}\rho u \omega^2 A^2 \tag{4-11}$$

（4）声强级：通常取 1 000Hz 声音的听阈值 $I_0 = 10^{-12} \text{W} \cdot \text{m}^{-2}$ 作为标准。

定义 $L = \lg\dfrac{I}{I_0}(\text{B}) = 10\lg\dfrac{I}{I_0}(\text{dB})$ 为声强级

6. 超声波　频率高于 20 000Hz 的机械波。具有方向性好、穿透力强、遇到不同介质的分界面可产生反射等特点，在诊断、定位等技术中具有重要应用。

二、解题指导——典型例题

[例 4-1]　一横波沿绳子传播时的波函数为 $y = 0.05\cos(10\pi t - 4\pi x)$，式中 y、x 以 m 计，t 以 s 计。求：

（1）此波的振幅、波速、频率和波长；

（2）绳子上各质点振动时的最大速度和最大加速度；

（3）$x = 0.2\text{m}$ 处的质点，在 $t = 1\text{s}$ 时的相位，它是原点处质点在哪一时刻的相位？这一相位所代表的运动状态在 $t = 1.5\text{s}$ 时刻到达哪一点？

（4）绳上距原点为 $x_1 = 0.500\text{m}$ 和 $x_2 = 0.625\text{m}$ 两点的相位差。

解：（1）平面简谐波的波函数的标准形式为：

$$y = A\cos\left[2\pi\left(\nu t - \frac{x}{\lambda}\right) + \varphi\right]$$

将上式与已知的波函数

$$y = 0.05\cos(10\pi t - 4\pi x)$$

比较得

$$A = 0.05(\text{m})$$

$$2\pi\nu = 10\pi$$

$$\frac{2\pi}{\lambda} = 4\pi$$

解得

$$\nu = 5(\text{Hz})$$

$$\lambda = 0.5(\text{m})$$

波速为

$$u = \lambda\nu = 0.5 \times 5 = 2.5(\text{m} \cdot \text{s}^{-1})$$

（2）因为正弦、余弦函数的最大值为 1，所以绳子上质点振动时的最大速度、最大加速度的值分别为

$$v_{max} = 2\pi\nu A = 2\times 3.14\times 5\times 0.05 \approx 1.57\,(\text{m}\cdot\text{s}^{-1})$$

$$a_{max} = 4\pi^2\nu^2 A = 4\times 3.14^2\times 5^2\times 0.05 \approx 49.3\,(\text{m}\cdot\text{s}^{-2})$$

（3）由题意可知，$x=0.2\text{m}$ 处的质点，在 $t=1\text{s}$ 时的相位为

$$\varphi = 10\pi\times 1 - 4\pi\times 0.2 = 9.2\pi$$

设这是原点处质点在 t_o 时刻的相位，则有

$$9.2\pi = 10\pi t_o - 4\pi\times 0$$

可得 $t_o = 0.92\,(\text{s})$

又设这一相位所代表的运动状态在 $t=1.5\text{s}$ 时刻到达 x 处，则有

$$9.2\pi = 10\pi\times 1.5 - 4\pi x$$

可得 $x = 1.45\,(\text{m})$

（4）由题意可知，x_1、x_2 两点在同一波线上，则其相位差为

$$\Delta\varphi = 2\pi\frac{x_2-x_1}{\lambda} = 2\pi\times\frac{0.625-0.500}{0.5} = \frac{\pi}{2}$$

[例 4-2]　在同一介质中有两个相干波源分别处于点 P 和点 Q，假设由它们发出的平面简谐波沿从 P 到 Q 连线的延长线方向传播。两相干波源的频率 $\nu=100\text{Hz}$，波速 $u=400\text{m}\cdot\text{s}^{-1}$，P 点的振动比 Q 点的振动超前 $\frac{\pi}{2}$。已知 PQ $=3.0\text{m}$，在 P、Q 连线延长线上 Q 一侧有一点 S，S 到 Q 的距离为 r，设两波的振幅为 A，试写出两波源在 S 点产生的分振动表达式，并求它们的合成情况。

解：可以取点 P 为坐标原点，取过 P、Q 和 S 的直线为 x 轴，方向向右，如图 4-1 所示，与波线的方向一致。根据题意，P 点的振动比 Q 点的振动超前 $\frac{\pi}{2}$，即 $\varphi_P - \varphi_Q = \frac{\pi}{2}$。适当选择计时零点，可使 $\varphi_Q = 0$，则 $\varphi_P = \frac{\pi}{2}$，同时根据已知条件可以求得

图 4-1　例 4-2

$$\omega = 2\pi\nu = 200\pi\,(\text{rad}\cdot\text{s}^{-1})$$

所以，P 波源在 S 点的分振动为

$$y_{\text{P-S}} = A\cos\left[\omega\left(t-\frac{\overline{PS}}{u}\right)+\varphi_P\right] = A\cos\left[200\pi\left(t-\frac{r+3}{400}\right)+\frac{\pi}{2}\right]$$

Q 波源在 S 点的分振动为

$$y_{\text{Q-S}} = A\cos\left[\omega\left(t-\frac{\overline{QS}}{u}\right)+\varphi_Q\right] = A\cos\left[200\pi\left(t-\frac{r}{400}\right)\right]$$

下面让我们来分析这两个分振动的合成。

$$y_S = y_{\text{P-S}} + y_{\text{Q-S}}$$

显然，在波线上任何一点，这两个振动的合成都满足在同一条直线上的两个同频率的简谐振动的合成的条件。合振动的振幅决定于两个分振动在该点的相位差。在点 S 两个分振动的相位差为

$$\Delta\varphi = \left[200\pi\left(t-\frac{r+3}{400}\right)+\frac{\pi}{2}\right] - \left[200\pi\left(t-\frac{r}{400}\right)\right] = -\frac{3\pi}{2}+\frac{\pi}{2} = -\pi$$

正好满足 $\Delta\varphi=\pm(2k+1)\pi$ 的条件,点 S 振动应是干涉相消,即静止不动。从 $\Delta\varphi$ 的表示式中我们可以看到,$\Delta\varphi$ 与 r 无关,即无论 S 处于 Q 右侧什么位置上,$\Delta\varphi$ 总是满足干涉相消条件的。所以说,在 x 轴上 Q 以右的整个区域都满足干涉相消的条件,处于这个区域的所有介质质点实际上都是静止不动的。

[例 4-3]　两列波在一根很长的细绳上传播,它们的波函数分别为 $y_1=0.06\cos\pi(x-4t)$,$y=0.06\cos\pi(x+4t)$。

(1)写出绳中的驻波方程,求波节和波腹的位置;

(2)波腹处的振幅多大? 在 $x=1.2$ m 处,振幅多大? 式中 y、x 以 m 计。

解:(1)驻波方程为:

$$y=y_1+y_2=0.06\cos\pi(x-4t)+0.06\cos\pi(x+4t)$$
$$=0.12\cos\pi x\cos4\pi t\ (\text{m})$$

波节位置应满足 $\pi x=\pm(2k+1)\dfrac{\pi}{2}$,即 $x=\pm\dfrac{(2k+1)}{2}$　$(k=0,1,2,\cdots)$

波腹位置应满足 $\pi x=\pm k\pi$,即 $x=\pm k$　$(k=0,1,2,\cdots)$

(2)波腹处的振幅为 0.12m,在 $x=1.2$m 处的振幅为

$$A_{x=1.2}=|0.12\cos(1.2\pi)|=0.097\text{m}$$

[例 4-4]　一艘驱逐舰停在海面上,它的水下声呐向一艘驶近的潜艇发射 1.8×10^4Hz 的超声波。由该潜艇反射回来的超声波的频率和发射频率相差 220Hz,该潜艇航速多大? 已知海水中声速为 1.54×10^3m·s^{-1}。

解:设驱逐舰发射的超声波频率为 ν_s,潜艇航速为 v,且正驶向舰,据声波多普勒效应,该艇接收到的超声波频率为 $\nu_1=\dfrac{u+v}{u}\nu_s$

u 为超声波波速,潜艇反射超声波而被驱逐舰接收到的频率为

$$\nu_s'=\frac{u}{u-v}\nu_1=\frac{u+v}{u-v}\nu_s$$

二者相差为 $\Delta\nu=\nu_s'-\nu_s=\left(\dfrac{u+v}{u-v}-1\right)\nu_s=\dfrac{2v}{u-v}\nu_s$

一般的超声波波速 u 比潜艇航速大得多,即 $u\gg v$,故上式可近似表达为 $\Delta\nu=\dfrac{2v}{u}\nu_s$,由此可得潜艇航速为

$$v=\frac{u\Delta\nu}{2\nu_s}=\frac{1.54\times10^3\times220}{2\times1.8\times10^4}=9.4(\text{m·s}^{-1})$$

三、思考题与习题解答

4-1　机械波在通过不同介质时,它的波长、频率和速度哪些会发生变化? 哪些不会改变?

答:机械波的频率只与波源的性质有关,而与传播的介质无关。所以,机械波通过不同介质时,它的频率不会改变。

机械波在介质中传播的速度与介质的性质有关。所以,在不同的介质中波速 u 是变化的。

根据波长 $\lambda=u/\nu$,因在不同介质中频率 ν 不变,但波速 u 是因介质不同而变化的,故对同一频率的波来说,在不同介质中波长 λ 也会发生变化,在波速大的介质中的波长比在波速小的介质中

的波长长。

4-2　振动和波动有何区别与联系？

答:振动是产生波动的根源,波动是振动的传播,它们是密切联系着的,但又是两种不同的运动形式。振动是指单个物体(质点)或大块物体的一部分(质点组中的一个质点)在其平衡位置附近做周期性运动。物体振动时,其速度、加速度、振动系统的动能和势能都随时间作周期性变化,而振动系统的总机械能在振动过程中守恒。波动是指大块物体中(或许多由介质相联系的质点组),波源处质点的振动通过弹性介质中的弹性力从波源向外传播开去的周期性运动。波动(或行波)是振动状态的传播,是能量的传播,而不是质点的传播。介质中所有参与波动的质点都在不断地接受来自波源的能量,又不断把能量释放出去。波源的能量随着波传播到波所到达的各处。在波动传播过程中,介质中某一体元的动能、势能同时增加,同时减少,因而其总能量不守恒。这与质点振动时的能量关系完全不同。

4-3　波动表达式 $y=A\cos\left[\omega\left(t-\dfrac{x}{u}\right)+\varphi\right]$ 中,$\dfrac{x}{u}$ 表示什么？φ 表示什么？若把上式改写成 $y=A\cos\left[\omega t-\dfrac{\omega x}{u}+\varphi\right]$,则 $\dfrac{\omega x}{u}$ 表示什么？

答:式中 $\dfrac{x}{u}$ 表示距离坐标原点为 x 的质点比原点上的质点的振动在步调上落后的时间,即原点的振动状态(相位)传到 x 处所需要的时间。φ 表示坐标原点处质点简谐振动的初相位。而 $\dfrac{\omega x}{u}$ 表示离坐标原点为 x 的质点振动比原点落后的相位。

4-4　已知波函数为 $y=A\cos(bt-cx)$,试求波的振幅、波速、频率和波长。

解:解这类习题的基本方法是比较法,将已知波函数 $y=A\cos(bt-cx)$ 变成波函数的标准形式

$$y=A\cos2\pi\left(\dfrac{b}{2\pi}t-\dfrac{x}{\dfrac{2\pi}{c}}\right),$$并与标准通式 $y=A\cos\left[2\pi\left(\nu t-\dfrac{x}{\lambda}\right)+\varphi\right]$ 进行比较即可得出答案。

波的振幅为 A,频率为 $\nu=\dfrac{b}{2\pi}$,波长为 $\lambda=\dfrac{2\pi}{c}$,波速为 $u=\lambda\nu=\dfrac{2\pi}{c}\times\dfrac{b}{2\pi}=\dfrac{b}{c}$。

4-5　有一列平面简谐波,坐标原点按 $y=A\cos(\omega t+\varphi)$ 的规律振动。已知 $A=0.10\mathrm{m}$,$T=0.50\mathrm{s}$,$\lambda=10\mathrm{m}$,试求:

(1)波函数表达式;

(2)波线上相距 2.5m 的两点的相位差;

(3)假如 $t=0$ 时处于坐标原点的质点的振动位移为 $y_0=+0.05\mathrm{m}$,且向平衡位置运动,求初相位,并写出波函数。

解:(1)波函数为

$$y=A\cos\left[\omega\left(t-\dfrac{x}{u}\right)+\varphi\right]=A\cos\left[2\pi\left(\dfrac{t}{T}-\dfrac{x}{\lambda}\right)+\varphi\right]$$

由题意知:　　　　　　　　　　　$A=0.10\mathrm{m}$,　　$T=0.50\mathrm{s}$,　$\lambda=10\mathrm{m}$

所以　　　　　　　　　　　$y=0.10\cos\left[2\pi\left(2.0t-\dfrac{x}{10}\right)+\varphi\right]\mathrm{m}$

（2）两点间相位差

$$\Delta\varphi = 2\pi\left(\frac{x+2.5}{\lambda} - \frac{x}{\lambda}\right) = 2\pi\frac{2.5}{10} = \frac{\pi}{2}$$

$$\Delta\varphi = 2\pi\left(\frac{x+2.5}{\lambda} - \frac{x}{\lambda}\right) = 2\pi\frac{2.5}{10} = \frac{\pi}{2}$$

（3）将 $t=0$ 和 $y=0.05\text{m}$ 代入振动表达式得

$$0.05 = 0.10\cos\varphi$$

于是

$$\cos\varphi = 0.50, \quad \varphi = \pm\frac{\pi}{3}$$

由题意知，初时刻位移为正值，向平衡位置运动，所以与这个质点的振动相应的旋转矢量在初始时刻处于第一象限，所以应取

$$\varphi = \frac{\pi}{3}$$

波函数应写为

$$y = 0.10\cos\left[2\pi\left(2.0t - \frac{x}{10}\right) + \frac{\pi}{3}\right]\text{m}$$

4-6　P 和 Q 是两个同方向、同频率、同相位、同振幅的波源所在处。设它们在介质中产生的波的波长为 λ，PQ 之间的距离为 1.5λ。R 是 PQ 连线上 Q 点外侧的任意一点。试求：

（1）PQ 两点发出的波到达 R 时的相位差；

（2）R 点的振幅。

解：（1）由题意，$\varphi_1 = \varphi_2$，则 R 处两波的相位差为

$$\Delta\varphi = \varphi_2 - \varphi_1 + 2\pi\frac{r_2 - r_1}{\lambda} = 2\pi\frac{1.5\lambda}{\lambda} = 3\pi$$

（2）相位差为 π 的奇数倍，R 点处于干涉相消的位置，即 $A_R = 0$

4-7　沿绳子行进的横波波函数为 $y = 0.10\cos(0.01\pi x - 2\pi t)\text{m}$。试求：

（1）波的振幅、频率、传播速度和波长；

（2）绳上某质点的最大横向振动速度。

解：

（1）$A = 0.10\text{m}$；$\nu = \dfrac{\omega}{2\pi} = \dfrac{2\pi}{2\pi} = 1.0\text{Hz}$；$u = \dfrac{\omega}{k} = \dfrac{2\pi}{0.01\pi} = 200(\text{m}\cdot\text{s}^{-1})$；

$$\lambda = \frac{2\pi}{k} = \frac{2\pi}{0.01\pi} = 200(\text{m})$$

（2）$v_{max} = \omega A = 2\pi \times 0.10 = 0.63(\text{m}\cdot\text{s}^{-1})$

4-8　设 y 为球面波各质点振动的位移，r 为离开波源的距离，A_0 为距波源单位距离处波的振幅。试利用波的强度的概念求出球面波的波函数表达式。

解：当波在均匀的各向同性介质传播时，若介质不吸收能量，在平面波的情况下，各处的强度相同（振幅相同）。对于球面波的情况，设在距波源 r_1 和 r_2 处取两个球面，在单位时间内通过两球面的平均能量必然相等，因此

$$I_1 4\pi r_1^2 = I_2 4\pi r_2^2 \quad \text{或} \quad \frac{I_1}{I_2} = \frac{\frac{1}{2}\rho u A_1^2 \omega^2}{\frac{1}{2}\rho u A_2^2 \omega^2} = \frac{A_1^2}{A_2^2} = \frac{r_2^2}{r_1^2}$$

即
$$\frac{A_1}{A_2} = \frac{r_2}{r_1}$$

由此可知,对于球面简谐波,振幅 A 和离开波源的距离 r 成反比。设距离波源为一个单位处某质点的振幅为 A_0,则球面波的波函数为 $y = \frac{A_0}{r}\cos\left[\omega\left(t-\frac{r}{u}\right)+\varphi\right]$

4-9　弦线上驻波相邻波节的距离为65cm,弦的振动频率为 2.3×10^2Hz,求波的波长 λ 和传播速度 u。

解:驻波相邻波节之间的距离为半波长,得

$$0.65 = \frac{\lambda}{2}, \quad 即 \quad \lambda = 0.65\times2 = 1.3(\text{m})$$

$$u = \lambda\nu = 1.3\times2.3\times10^2 \approx 3.0\times10^2(\text{m·s}^{-1})$$

4-10　人耳对1 000Hz的声波产生听觉的最小声强约为 1×10^{-12}W·m^{-2},试求20℃时空气分子相应的振幅。

解:由式 $I = \frac{1}{2}\rho u\omega^2 A^2 = \frac{1}{2}Z\omega^2 A^2$ 得

$$A = \frac{1}{\omega}\sqrt{\frac{2I}{Z}} = \frac{1}{2\times3.14\times1\,000}\sqrt{\frac{2\times1\times10^{-12}}{4.16\times10^2}} = 1\times10^{-11}(\text{m})$$

4-11　两种声音的声强级相差1dB,求它们的强度之比。

解:根据题意 $L_1-L_2 = 10\lg\frac{I_1}{I_0} - 10\lg\frac{I_2}{I_0} = 10\lg\frac{I_1}{I_2} = 1$

则

$$\frac{I_1}{I_2} = 10^{0.1} = 1.26$$

4-12　声源P、Q相距2km,振动频率均为1kHz,P静止,Q以60m/s的速度远离P运动,在P、Q之间有一位观察者以 30m·s^{-1} 的速度运动且运动方向与Q的运动方向同向,声波在空气中的速度约为340m·s^{-1},则:

（1）观察者接收到的声源P的频率是多少?

（2）观察者接收到的声源Q的频率是多少?

（3）观察者接收到的P、Q两声源的拍频是多少?

解:（1）属于波源静止,观察者远离波源运动的情况。所以,观察者接收到声源P的频率为

$$\nu_{RP} = \frac{u-\upsilon_R}{u}\nu_{SP} = \frac{340-30}{340}\times1\,000 \approx 912\text{Hz}$$

（2）属于波源和观察者均运动的情况,而且波源远离观测者运动,观察者向着波源运动。所以,观察者接收到声源Q的频率为

$$\nu_{RQ} = \frac{340+\upsilon_R}{u+\upsilon_{SQ}}\nu_{SQ} = \frac{340+30}{340+60}\times1\,000 = 925\text{Hz}$$

（3）拍频为

$$\Delta\nu = \nu_{RQ}-\nu_{RP} = 13\text{Hz}$$

4-13　用多普勒效应来测量心脏壁运动时,以5MHz的超声波直射心脏壁（即入射角为0°）,测出接收与发出的波频差为500Hz。已知声波在软组织中的速度为1 500m·s^{-1},求此时心脏壁的运动速度。

解:已知 $\nu = 5 \times 10^6 \text{Hz}; \theta = 0°; \Delta\nu = 500\text{Hz}; u = 1\ 500 (\text{m}\cdot\text{s}^{-1})$

心脏壁运动速度

$$v_{\text{心}} = \frac{u}{2\nu\cos\theta}\Delta\nu = \frac{1\ 500}{2 \times 5 \times 10^6 \times 1} \times 500 = 7.5 \times 10^{-2} (\text{m}\cdot\text{s}^{-1})$$

四、自我评估题

4-1 一平面简谐波沿 x 轴负方向传播,其波长 $\lambda = 1.0\text{m}$,已知原点处质点的振动频率为 $\nu = 2.0\text{Hz}$,振幅 $A = 0.1\text{m}$,且在 $t = 0$ 时它恰通过平衡位置往 y 轴负方向运动,试求此平面波的波函数。

$$\left(y = 0.1\cos\left[4\pi\left(t + \frac{x}{2}\right) + \frac{\pi}{2}\right]\text{m} \right)$$

4-2 设平面波 1 沿 BP 方向传播,它在 B 点的振动方程为 $y_1 = 2 \times 10^{-3}\cos 2\pi t \text{m}$,平面波 2 沿 CP 方向传播,它在 C 点的振动方程为 $y_2 = 2 \times 10^{-3}\cos(2\pi t + \pi)\text{m}$,已知两波的振动方向相同,P 处与 B 处相距为 0.4m,与 C 处相距 0.5m,波速为 $0.2\text{m}\cdot\text{s}^{-1}$。求:

(1)两波在 P 处的相位差;

(2)P 处的合振幅。

$$(0; 4 \times 10^{-3}\text{m})$$

4-3 一驻波方程为 $y = 0.02\cos(20x)\cos(750t)(\text{m})$,求:

(1)形成此驻波的两行波的振幅和波速;

(2)相邻两波节间的距离。

$$(0.01\text{m}, 37.5\text{m}\cdot\text{s}^{-1}; 0.157\text{m})$$

4-4 一平面简谐波的频率为 500Hz,在空气中以 $340\text{m}\cdot\text{s}^{-1}$ 的速度传播。已知空气的密度为 $1.3 \times 10^{-3}\text{g}\cdot\text{cm}^{-3}$,此波到达人耳时的振幅为 10^{-4}cm,求耳中的平均能量密度和波的强度。

$$(6.41 \times 10^{-6}\text{J}\cdot\text{m}^{-3}; 2.18 \times 10^{-3}\text{W}\cdot\text{m}^{-2})$$

4-5 波源的振动方程为 $y = 6 \times 10^{-2}\cos\left(\frac{\pi}{5}t\right)\text{m}$,它所形成的波以 $2.0\text{m}\cdot\text{s}^{-1}$ 的速度在一直线上传播,求:

(1)距波源 6.0m 处的 P 点的运动方程;

(2)P 点与波源处质点的相位差。

$$\left(y_P = 6 \times 10^{-2}\cos\left(\frac{\pi}{5}t - \frac{3}{5}\pi\right)\text{m}; -\frac{3}{5}\pi \right)$$

4-6 同一介质中,两声波的声强级相差 20dB,则它们的声强之比为:

A. 20 : 1 　　　 B. 100 : 1 　　　 C. 2 : 1 　　　 D. 40 : 1

$$(\text{B})$$

4-7 一声源振动的频率为 2kHz,向反射面传播,若波源不动,反射面以速度 $v = 0.20\text{m/s}$ 向观察者接近,观察者在 A 处接收到从静止的波源来的声波和经相向运动的反射面反射后的声波,它们的频率差为 4Hz,求声波的传播速度?

$$(200\text{m}\cdot\text{s}^{-1})$$

(龙孟秋)

第五章 | 分子动理论 液体的表面现象

一、本章内容提要

1. **物质的微观结构** 一切物体都是由大量的分子组成;所有分子都处在不停的、无规则的运动之中;分子间存在力的相互作用。

2. **理想气体的状态方程** $pV = \dfrac{M}{\mu}RT$。

3. **理想气体的微观模型**

(1) 分子本身的大小与分子之间的平均距离比较起来,可以忽略不计。

(2) 除了碰撞的瞬间外,气体分子之间及气体分子与容器壁之间的作用力可忽略不计。

(3) 气体分子之间的碰撞和气体分子与容器壁的碰撞都是完全弹性的。

4. **理想气体的压强公式**

$$p = \frac{2}{3}n \cdot \left(\frac{1}{2}m\overline{v^2}\right) = \frac{2}{3}n \cdot \overline{\varepsilon} \tag{5-1}$$

压强公式表明,气体对容器的压强,其微观本质是大量气体分子持续不断与器壁碰撞的结果,揭示了宏观量 p 和微观量的分子平均平动动能 $\overline{\varepsilon}$ 之间的关系。

5. **理想气体的能量公式**

$$\overline{\varepsilon} = \frac{1}{2}m\overline{v^2} = \frac{3}{2}kT \tag{5-2}$$

该公式表明,温度是大量分子无规则运动的集体表现,揭示了宏观量 T(温度)和微观量平均值 $\overline{\varepsilon}$(气体分子的平均平动动能)间的联系。

6. **能量按自由度均分原理** 在平衡状态下,分子热运动的每个自由度上都具有相同的平均动能 $\dfrac{1}{2}kT$。1 摩尔自由度为 i 的气体的总动能为 $E = \dfrac{i}{2}RT$。

7. **阿伏伽德罗定律**

$$p = nkT \tag{5-3}$$

在相同的温度和压强下,各气体在相同的体积内所含的分子数相等。

8. **道尔顿定律**

$$p = p_1 + p_2 + \cdots \tag{5-4}$$

在相同温度条件下,混合气体压强等于组成该混合气体各成分的分压强的和,称为道尔顿分压定律或称道尔顿定律。

9. **麦克斯韦速率分布函数** 速率分布函数 $f(v)$ 表示气体分子速率在 v 附近单位速率间隔内的分子数 dN 占总分子数 N 的百分比,即 $f(v) = \dfrac{dN}{N \cdot dv}$

麦克斯韦速率分布函数

$$f(v) = 4\pi \left(\frac{m}{2\pi kT} \right)^{\frac{3}{2}} \cdot e^{-\frac{mv^2}{2kT}} \cdot v^2 \tag{5-5}$$

归一化条件　$\int_0^\infty f(v)\,\mathrm{d}v = 1$

三种特殊速率：

最概然速率　　　　　$v_P = \sqrt{\dfrac{2kT}{m}} = \sqrt{\dfrac{2RT}{\mu}} \approx 1.41\sqrt{\dfrac{RT}{\mu}} \tag{5-6}$

平均速率　　　　　$\bar{v} = \sqrt{\dfrac{8kT}{\pi m}} = \sqrt{\dfrac{8RT}{\pi\mu}} \approx 1.60\sqrt{\dfrac{RT}{\mu}} \tag{5-7}$

方均根速率　　　　$\sqrt{\bar{v^2}} = \sqrt{\dfrac{3kT}{m}} = \sqrt{\dfrac{3RT}{\mu}} \approx 1.73\sqrt{\dfrac{RT}{\mu}} \tag{5-8}$

10. 平均自由程和平均碰撞频率

$$\bar{\lambda} = \frac{1}{\sqrt{2}\,\pi \mathrm{d}^2 n} = \frac{kT}{\sqrt{2}\,\pi \mathrm{d}^2 p} \tag{5-9}$$

$$\bar{z} = \frac{\bar{v}}{\bar{\lambda}} \tag{5-10}$$

11. 玻尔兹曼能量分布　　　$n = n_0 e^{-E_p/kT} \tag{5-11}$

大气分子在重力场中的分布：　$n = n_0 e^{-\frac{mgh}{kT}} = n_0 e^{-\mu\frac{gh}{RT}} \tag{5-12}$

大气压与海拔高度的关系：　$p = p_0 e^{-\frac{mgh}{kT}} = p_0 e^{-\frac{\mu gh}{RT}} \tag{5-13}$

12. 输运过程

热传导　　　　　　$\mathrm{d}Q = -K\left(\dfrac{\mathrm{d}T}{\mathrm{d}z} \right) \cdot \mathrm{d}s \cdot \mathrm{d}t \tag{5-14}$

气体的导热系数为　　　$K = \dfrac{1}{3}\rho\bar{v}\bar{\lambda}C_v \tag{5-15}$

扩散　　　　　　　$\mathrm{d}m = -D\left(\dfrac{\mathrm{d}\rho}{\mathrm{d}z} \right) \cdot \mathrm{d}s \cdot \mathrm{d}t \tag{5-16}$

气体的扩散系数为　　　$D = \dfrac{1}{3}\bar{v} \cdot \bar{\lambda} \tag{5-17}$

液体的扩散系数为　　　$D = \dfrac{kT}{6\pi r\eta} \tag{5-18}$

13. 表面张力与表面能

表面张力：促使液体表面收缩的力称为表面张力，即 $F = \alpha L$。

表面能：表面层中所有分子高出液体内部分子的那部分势能的总和称为液体的表面能，其值为：$\Delta E = \alpha \cdot \Delta S$。

14. 球形液面与球形液膜的附加压强

球形液面的附加压强：$\Delta p = \dfrac{2\alpha}{R}$，凸液面取正值，凹液面取负值，$R$ 为曲率半径。

球形液膜的附加压强：$\Delta p = \dfrac{4\alpha}{R}$

15. 毛细现象　将毛细管的一端插入液体中，若液体润湿管壁，管内液面上升；若液体不润湿管壁,管内液面下降,这种现象称为毛细现象。

毛细管内外液面的高度差为:$h = \dfrac{2\alpha}{rg\rho}\cos\theta$。

16. 表面活性物质与表面吸附

表面活性物质:有的溶质使溶液的表面张力系数减小,有的溶质则使其增大,前者称为该溶剂的表面活性物质,后者称为表面非活性物质。

表面吸附:表面活性物质在溶液的表面层聚集并伸展成薄膜的现象称为表面吸附。

二、解题指导——典型例题

[例 5-1] 求 0℃时氢气和氧气的方均根速率。

解:已知 $\mu_{H_2} = 0.2 \times 10^{-2}\text{kg}\cdot\text{mol}^{-1}$,$\mu_{O_2} = 3.2 \times 10^{-2}\text{kg}\cdot\text{mol}^{-1}$,代入方均根速率公式,分别得氢的方均根速率为

$$\sqrt{\frac{3RT}{\mu_{H_2}}} = \sqrt{\frac{3 \times 8.314\text{J}\cdot\text{mol}^{-1}\cdot\text{K}^{-1} \times 273\text{K}}{0.2 \times 10^{-2}\text{kg}\cdot\text{mol}^{-1}}} = 1\ 845\text{m}\cdot\text{s}^{-1}$$

氧的方均根速率为

$$\sqrt{\frac{3RT}{\mu_{O_2}}} = \sqrt{\frac{3 \times 8.314\text{J}\cdot\text{mol}^{-1}\cdot\text{K}^{-1} \times 273\text{K}}{3.2 \times 10^{-2}\text{kg}\cdot\text{mol}^{-1}}} = 461\text{m}\cdot\text{s}^{-1}$$

[例 5-2] 氮气分子的有效直径 $d = 3.7 \times 10^{-10}\text{m}$,在标准状态下,求氮气分子的平均碰撞频率。

解:$\bar{\lambda} = \dfrac{kT}{\sqrt{2}\pi d^2 p} = 6.12 \times 10^{-8}(\text{m})$,$\quad \bar{v} = 1.60\sqrt{\dfrac{RT}{\mu}} = 455.5(\text{m}\cdot\text{s}^{-1})$

$$\bar{z} = \frac{\bar{v}}{\bar{\lambda}} = \frac{455.5}{6.12 \times 10^{-8}} = 7.4 \times 10^{9}(\text{s}^{-1})$$

氮气分子在标准状态下,每秒钟碰撞的次数达 10^9 数量级。

[例 5-3] 试计算在温度为 27℃时,1 摩尔氧分子的平均平动动能、平均转动动能和内能各是多少(把氧气当作理想气体)?

解:氧是双原子分子,将其视为刚性的,决定其轴线方位有 2 个自由度,决定其质心位置有 3 个自由度,根据能量按自由度均分原理,平均平动动能为:

$$E_1 = N_A \times 3 \times \frac{1}{2}kT = \frac{3}{2} \times 8.31 \times (273 + 27) = 3.74 \times 10^{3}(\text{J})$$

平均转动动能为:$E_2 = N_A \times 2 \times \dfrac{1}{2}kT = \dfrac{2}{2} \times 8.31 \times (273 + 27) = 2.49 \times 10^{3}(\text{J})$

理想气体分子的内能就是全体分子各种形式动能的总和,所以

内能为:$E = E_1 + E_2 = 3.74 \times 10^{3} + 2.49 \times 10^{3} = 6.23 \times 10^{3}(\text{J})$

[例 5-4] 水沸腾时形成半径为 10^{-3}m 的蒸汽泡,求在水表面下该蒸汽泡内的压强比大气压高多少?(水的表面张力系数为 $5.9 \times 10^{-2}\text{N}\cdot\text{m}^{-1}$)

解:蒸汽泡的附加压强为

$$\Delta p = -\frac{2\alpha}{R}$$

设蒸汽泡内、外压强分别为 p、p_0,则蒸汽泡内、外的压强差为

$$p - p_0 = -\Delta p = \frac{2\alpha}{R} = \frac{2 \times 5.9 \times 10^{-2}}{10^{-3}} = 1.18 \times 10^2 (\text{Pa})$$

[例5-5] 两个内径不同的毛细管置入水中,两管液面的高度差是 2.6×10^{-2} m,置入酒精中,两管液面的高度差只有 1×10^{-2} m。已知水的表面张力系数为 $0.073\text{N} \cdot \text{m}^{-1}$,酒精的密度为 $0.79 \times 10^3 \text{kg} \cdot \text{m}^{-3}$,求酒精的表面张力系数。

解: 液体润湿毛细管管壁,液面上升高度为

$$h = \frac{2\alpha}{rg\rho}\cos\theta$$

设两个毛细管内半径分别为 r_1、r_2,则两管液面的高度差可表示为

$$\Delta h = \frac{2\alpha\cos\theta}{g\rho}\left(\frac{1}{r_1} - \frac{1}{r_2}\right)$$

为简单起见,水和酒精的接触角 θ 均取零,则 $\cos\theta = 1$

置入水中时:$\Delta h_1 = \dfrac{2\alpha_1}{g\rho_1}\left(\dfrac{1}{r_1} - \dfrac{1}{r_2}\right)$

置入酒精中时:$\Delta h_2 = \dfrac{2\alpha_2}{g\rho_2}\left(\dfrac{1}{r_1} - \dfrac{1}{r_2}\right)$

两式之比为:$\dfrac{\Delta h_1}{\Delta h_2} = \dfrac{\alpha_1\rho_2}{\alpha_2\rho_1}$

可得:$\alpha_2 = \dfrac{\alpha_1 \Delta h_2 \rho_2}{\Delta h_1 \rho_1} = \dfrac{0.073 \times 1 \times 10^{-2} \times 0.79 \times 10^3}{2.6 \times 10^{-2} \times 1 \times 10^3} = 0.022 (\text{N} \cdot \text{m}^{-1})$

三、思考题与习题解答

5-1 对一定质量的气体来说,当温度不变时,气体的压强随体积减小而增大;当体积不变时,压强随温度升高而增大。从宏观来看,这两种变化同样使压强增大,从微观看,它们是否有区别?

答: 温度 T 不变,体积 V 减小,分子数密度 n 增大,单位时间内分子对器壁的碰撞次数增多,使压强增大。V 不变,T 升高,分子方均根速率增大,平均平动动能增大,单位时间内分子对器壁的碰撞次数增多,且每次碰撞交换的动量增大,使压强增大。由 $P = \dfrac{1}{3}nm\overline{v^2} = \dfrac{2}{3}n\overline{\varepsilon}$ 可知,当温度不变时,气体的压强随体积的减小而增大是增加了单位体积内的分子数;而当体积不变时,压强随温度升高而增大是增加了气体分子的平均平动动能。

5-2 一个分子的平均平动动能为 $\dfrac{3}{2}kT$ 应如何理解?对于某一个分子能否根据此式计算它的动能?

答: 1 个分子的平均平动动能为 $\dfrac{3}{2}kT$,是一个统计平均值,分子有 3 个平动自由度,每个自由度在一定条件下代表能量为 $\dfrac{1}{2}kT$,大量分子的碰撞以及做无规则运动,在任意一段微观很长而宏观很短的时间内,每个分子的平均平动动能都是 $\dfrac{3}{2}kT$。如果是双原子分子或三原子及以上分子还有转动自由度,需考虑相应的能量。讨论任意一个分子在任意时刻的动能无确定的值,任一个分子

将不遵循大量分子无规则运动的统计规律。因此,对单个分子而言,温度没有意义,因而不能用此公式计算它的动能。

5-3 两种不同种类的气体的平均平动动能相同,但气体的密度不同,问它们的温度是否相同?压强是否相同?

答:由 $\bar\varepsilon = \dfrac{3}{2}kT$ 可知,若平均平动动能相同,则两种气体的温度相同;又由 $P = nkT$ 可知,T 相同,n 不同,则两种气体的压强不同。

5-4 最概然速率的物理意义是什么? 方均根速率、最概然速率和平均速率,它们各有何用处?

答:最概然速率的物理意义是,若将整个速率范围分成许多相等的小区间,则 v_p 所在的区间内分子数占总分子数的百分比最大。讨论速率分布时要用最概然速率;计算分子的平均平动动能时要用方均根速率;讨论分子的碰撞次数时要用平均速率。

5-5 容器内有一定量的气体,若保持容积不变而使温度升高,则分子的平均碰撞频率和平均自由程将如何变化?

答:m 一定,V 不变,则 n 不变,由 $\bar\lambda = \dfrac{1}{\sqrt{2}\pi d^2 n}$ 可知,平均自由程 $\bar\lambda$ 不变;而 T 升高,则 $\bar v$ 增大,由 $\bar Z = \dfrac{\bar v}{\bar\lambda}$ 可知,平均碰撞频率增大。

5-6 试区分并说明下列各量的物理意义。

(1) $\dfrac{1}{2}kT$; (2) $\dfrac{3}{2}kT$; (3) $\dfrac{i}{2}kT$; (4) $\dfrac{i}{2}RT$

答:

(1) $\dfrac{1}{2}kT$:在平衡状态下,每一个分子在每一个自由度上所具有的平均平动动能。

(2) $\dfrac{3}{2}kT$:在平衡状态下,每一个分子所具有的平均平动动能。

(3) $\dfrac{i}{2}kT$:在平衡状态下,自由度为 i 的每一个分子所具有的总动能。

(4) $\dfrac{i}{2}RT$:在平衡状态下,自由度为 i 的 1 摩尔分子所具有的总动能。

5-7 速率分布函数的物理意义是什么? 试说明下列各式的物理意义。

(1) $f(v)\mathrm{d}v$; (2) $Nf(v)\mathrm{d}v$; (3) $\displaystyle\int_{v_1}^{v_2} f(v)\,\mathrm{d}v$; (4) $\displaystyle\int_{v_1}^{v_2} Nf(v)\,\mathrm{d}v$

答:速率分布函数的物理意义:在温度为 T 的平衡状态下,分子速率分布在 v 附近,单位速率间隔内的分子数占总分子数的百分比。

(1) $f(v)\mathrm{d}v$:在温度为 T 的平衡状态下,速率在 $v \sim v+\mathrm{d}v$ 间隔内的分子数占总分子数的百分比。

(2) $Nf(v)\mathrm{d}v$:在温度为 T 的平衡状态下,速率在 $v \sim v+\mathrm{d}v$ 间隔内的分子数。

(3) $\displaystyle\int_{v_1}^{v_2} f(v)\,\mathrm{d}v$:在温度为 T 的平衡状态下,速率在 $v_1 \sim v_2$ 间隔内的分子数占总分子数的百分比。

(4) $\displaystyle\int_{v_1}^{v_2} Nf(v)\,\mathrm{d}v$:在温度为 T 的平衡状态下,速率在 $v_1 \sim v_2$ 间隔内的分子数。

5-8 在下述几种情况里,毛细管中的水面高度会有什么变化?

(1) 使水温升高;

（2）加入肥皂水；

（3）减小毛细管的直径；

（4）降低毛细管伸出水面的高度。

答： 由公式 $h=\dfrac{2\alpha}{rg\rho}\cos\theta$ 可知：

（1）使水温升高，α 减小，h 减小；

（2）加入肥皂，α 减小，h 减小；

（3）减小毛细管的直径，r 减小，h 增大；

（4）降低毛细管伸出水面的高度，h 不变。

5-9 若室内因生起炉子后，温度从 15℃ 升高到 27℃，而室内气压不变，问此时室内的气体减少了百分之几？

解： 设室内气体体积为 V，压强为 p

开始生炉子时室温 $T_1=288℃$，设此时室内空气的质量为 M_1，则

$$M_1=\frac{pV\mu}{T_1 R}$$

设室温升高到 $T_2=300℃$ 时，室内空气的质量为 M_2，则

$$M_2=\frac{pV\mu}{T_2 R}$$

设漏出的空气与原有空气的百分比为 x，则

$$x=\frac{M_1-M_2}{M_1}=\frac{T_2-T_1}{T_2}=\frac{300-288}{300}=4\%$$

5-10 湖面下 50m 深处，温度为 4℃，有一体积为 10cm³ 的气泡，若湖面的温度为 17℃，求此气泡升到湖面时的体积。

解： 在湖底：

$$p_1=p_0+\rho gh=1.013\times10^5+10^3\times9.8\times50=5.913\times10^5(\text{Pa})$$

$$V_1=10\text{cm}^3$$

$$T_1=273+4=277\text{K}$$

在湖面：$p_2=p_0=1.013\times10^5\text{Pa}$

$$T_2=273+17=290\text{K}$$

根据理想气体状态方程 $\dfrac{p_1 V_1}{T_1}=\dfrac{p_2 V_2}{T_2}$ 得

$$V_2=\frac{p_1 V_1 T_2}{T_1 p_2}=\frac{5.913\times10^5\times290\times10}{1.013\times10^5\times277}=61.6(\text{cm}^3)$$

5-11 一个容器内贮有气体，压强为 1.33Pa，温度为 300K。问在单位容积内有多少分子？这些分子的总平动动能是多少？

解： 由 $p=nkT$ 得：单位体积内的分子数

$$n=\frac{p}{kT}=\frac{1.33}{1.381\times10^{-23}\times300}=3.21\times10^{20}(\text{m}^{-3})$$

一个分子的平均平动动能为 $\bar{\varepsilon}=\dfrac{3}{2}kT$

单位体积内分子的总平均平动动能为

$$E_K = n\bar{\varepsilon} = \frac{p}{kT} \times \frac{3}{2}kT = \frac{3}{2}p = 1.99(\text{J} \cdot \text{m}^{-3})$$

5-12 2g 氢气装在 20L 的容器内,当容器内的压强为 $4.0 \times 10^4 \text{Pa}$ 时,氢气分子的平均平动动能是多少?

解:由 $PV = \frac{M}{\mu}RT$、$\bar{\varepsilon} = \frac{3}{2}kT$、$R = N_A k$,得

$$\bar{\varepsilon} = \frac{3}{2}kT = \frac{3}{2} \times \frac{PV}{N_A} = \frac{3}{2} \times \frac{4 \times 10^4 \times 20 \times 10^{-3}}{6.022 \times 10^{23}} = 1.99 \times 10^{-21}(\text{J})$$

5-13 容积为 $2\,500\text{cm}^3$ 的烧瓶内有 1.0×10^{15} 个氧分子,有 4.0×10^{15} 个氮分子和 $3.3 \times 10^{-7}\text{g}$ 的氩气。设混合气体的温度为 150℃,求混合气体的压强。

解:由分子数密度公式 $n = \frac{N}{V}$ 可知,混合气体各成分的分子数密度分别为:

$$n_O = \frac{N_O}{V} = \frac{1.0 \times 10^{15}}{2\,500 \times 10^{-6}} = 0.4 \times 10^{18}(\text{m}^{-3})$$

$$n_N = \frac{N_N}{V} = \frac{4.0 \times 10^{15}}{2\,500 \times 10^{-6}} = 1.6 \times 10^{18}(\text{m}^{-3})$$

$$n_{Ar} = \frac{N_{Ar}}{V} = \frac{(3.3 \times 10^{-7} \div 40) \times 6.022 \times 10^{23}}{2\,500 \times 10^{-6}} = 1.99 \times 10^{18}(\text{m}^{-3})$$

由压强公式 $p = nkT$ 可得混合气体各成分的分压强分别为:

$$p_O = n_O kT = 0.4 \times 10^{18} \times 1.38 \times 10^{-23} \times (150 + 273) = 2.33 \times 10^{-3}(\text{Pa})$$

$$p_N = n_N kT = 1.6 \times 10^{18} \times 1.38 \times 10^{-23} \times (150 + 273) = 9.33 \times 10^{-3}(\text{Pa})$$

$$p_{Ar} = n_{Ar} kT = 1.99 \times 10^{18} \times 1.38 \times 10^{-23} \times (150 + 273) = 11.6 \times 10^{-3}(\text{Pa})$$

由道尔顿分压定律:

$$\begin{aligned} p &= p_O + p_N + p_{Ar} = 2.33 \times 10^{-3} + 9.33 \times 10^{-3} + 11.6 \times 10^{-3} \\ &= 23.3 \times 10^{-3}(\text{Pa}) \end{aligned}$$

5-14 一真空管的真空度约为 $1.38 \times 10^{-3}\text{Pa}$(即 $1.0 \times 10^{-5}\text{mmHg}$),试求在 27℃ 时单位体积中的分子数及分子的平均自由程(设分子的有效直径 $d = 3 \times 10^{-10}\text{m}$)。

解:

单位体积中的分子数:

$$n = \frac{N}{V} = \frac{p}{kT} = \frac{1.38 \times 10^{-3}}{1.38 \times 10^{-23} \times (27 + 273)} = 3.33 \times 10^{17}(\text{m}^{-3})$$

分子的平均自由程:

$$\bar{\lambda} = \frac{1}{\sqrt{2}\pi d^2 n} = \frac{1}{\sqrt{2} \times 3.14 \times (3 \times 10^{-10})^2 \times 3.33 \times 10^{17}} = 7.5(\text{m})$$

5-15 吹一个直径为 10cm 的肥皂泡,设肥皂液的表面张力系数 $\alpha = 40 \times 10^{-3}\text{N} \cdot \text{m}^{-1}$。试求吹此肥皂泡所做的功,以及泡内外的压强差。

解:

肥皂泡增加的表面积为:$\Delta S = 2 \times 4\pi R^2$

吹此肥皂泡所做的功为:

$$\Delta A = \alpha \cdot \Delta S = 40 \times 10^{-3} \times 2 \times 4\pi \times (5 \times 10^{-2})^2 = 8\pi \times 10^{-4}(\text{J})$$

泡内外的压强差为：$\Delta p = \dfrac{4\alpha}{R} = \dfrac{4 \times 40 \times 10^{-3}}{5 \times 10^{-2}} = 3.2\,(\text{Pa})$

5-16　一 U 形玻璃管的两竖直管的直径分别为 1mm 和 3mm。试求两管内水面的高度差。（水的表面张力系数 $\alpha = 73 \times 10^{-3} \text{N} \cdot \text{m}^{-1}$）。

解：设 U 形玻璃管的两竖直管的半径分别为 r_1、r_2。在毛细管中靠近两管弯曲液面处的压强分别为：

$$p_1 = p_0 - \frac{2\alpha}{r_1}$$

$$p_2 = p_0 - \frac{2\alpha}{r_2}$$

又

$$p_2 - p_1 = \rho g h$$

由上面三式可得：

$$h = \frac{2\alpha}{\rho g}\left(\frac{1}{r_1} - \frac{1}{r_2}\right) = \frac{2 \times 73 \times 10^{-3}}{10^3 \times 9.8} \times \frac{1}{10^{-3}} \times \left(\frac{1}{0.5} - \frac{1}{1.5}\right) = 19.86 \times 10^{-3}\,(\text{m}) \approx 2\,(\text{cm})$$

5-17　在内半径 $r = 0.30$mm 的毛细管中注入水，在管的下端形成一个半径为 $R = 3.0$mm 的水滴，求管中水柱的高度。

解：在毛细管中靠近弯曲液面处的水中一点的压强为

$$p_1 = p_0 - \frac{2\alpha}{r}$$

在管的下端的水滴中一点的压强为

$$p_2 = p_0 + \frac{2\alpha}{R}$$

并且 $p_2 - p_1 = \rho g h$

所以

$$h = \frac{2\alpha}{\rho g}\left(\frac{1}{r} + \frac{1}{R}\right) = \frac{2 \times 73 \times 10^{-3}}{10^3 \times 9.8} \times \frac{1}{10^{-3}} \times \left(\frac{1}{0.3} + \frac{1}{3}\right) = 5.46 \times 10^{-2}\,(\text{m}) \approx 5.5\,(\text{cm})$$

5-18　有一根毛细管长 $L = 20$cm，内直径 $d = 1.5$mm，水平地浸在水银中，其中空气全部留在管中，如果管子浸在深度 $h = 10$cm 处，问管中空气柱的长度 L_1 是多少？（设大气压强 $p_0 = 76$cmHg，已知水银表面张力系数 $\alpha = 0.49 \text{N} \cdot \text{m}^{-1}$，与玻璃的接触角 $\theta = \pi$。）

答：因接触角 $\theta = \pi$，水平浸在深度 $h = 10$cm 处的玻璃毛细管内气体压强为

$$p = p_0 + \rho g h - \frac{2\alpha}{d} \times 2$$

按玻马定律有：$p_0 \cdot L = \left(p_0 + \rho g h - \dfrac{2\alpha}{d} \times 2\right) \cdot L_1$

所以：$L_1 = \dfrac{p_0 L}{p_0 + \rho g h - \dfrac{2\alpha}{d} \times 2}$

$$= \frac{(13.6 \times 10^3 \times 9.8 \times 76 \times 10^{-2}) \times 0.2}{13.6 \times 10^3 \times 9.8 \times 76 \times 10^{-2} + 13.6 \times 10^3 \times 9.8 \times 0.1 - \dfrac{4 \times 0.49}{1.5 \times 10^{-3}}}$$

$$= 0.179\,(\text{m})$$

四、自我评估题

5-1　两个体积相同的容器,分别装有氧气和氮气,当氧气和氮气的压强相同时,则两种气体的
A. 分子数密度相同　　　　　B. 温度相同　　　　　　　C. 总能量相同
D. 温度不同　　　　　　　　E. 分子平均平动动能相同

（C）

5-2　刚性三原子分子或三原子分子以上气体分子的自由度数为
A. 2　　　　B. 3　　　　C. 4　　　　D. 5　　　　E. 6

（E）

5-3　两毛细管半径之比为 1:3,都插入水中,设水完全润湿管壁,水在两管中上升高度之比为
A. 3:1　　　B. 1:3　　　C. 1:1　　　D. 3:2　　　E. 3:4

（A）

5-4　若两瓶不同种类气体温度和压强均相同,则它们的
A. 质量一定相同
B. 分子数密度一定相同
C. 体积一定相同
D. 单位体积内气体分子的总平动动能一定相同
E. 一定是同种气体

（BD）

5-5　以下的哪些现象说明液体的表面具有表面张力
A. 小水银滴在玻璃上呈球状
B. 液体与固体接触处形成弯曲液面
C. 肥皂泡
D. 荷叶上的露水珠
E. 沉到水底的石子

（ABCD）

5-6　理想气体分子三种速率中,＿＿＿＿＿＿最大,＿＿＿＿＿＿最小。

（方均根速率;最概然速率）

5-7　球形液膜的附加压强为＿＿＿＿＿,球形液面的附加压强为＿＿＿＿＿。

$$\left(\frac{4\alpha}{R};\frac{2\alpha}{R}\right)$$

5-8　表面活性物质聚集于液体的＿＿＿＿＿,使表面张力系数＿＿＿＿＿。

（表面层;减小）

5-9　有一个带有活塞的容器盛有一定量的气体,如果压缩气体并对它加热,使它的温度从 27℃ 升到 177℃,体积减小至一半,求气体压强是原压强的几倍?

（3）

5-10　将一毛细管竖直插入水中,其末端在水面下 10cm 处,设在完全润湿条件下,水在管中可上升到比周围水面高 4cm。试求当其下端吹成一半球形气泡时,泡内压强应比大气压高多少?

（1 372Pa）

（王昌军）

第六章 | 热力学基础

一、本章内容提要

1. **准静态过程** 热力学过程进行中的每一时刻,系统的状态都可以视为平衡态。准静态过程是无限缓慢过程的理想极限,每个准静态过程都可以用状态图(p-V 图或 p-T 或 V-T 图)上的曲线表示。

2. **准静态过程系统对外所做的功**

$$\text{đ}A = p\mathrm{d}V, \quad A = \int_{V_1}^{V_2} p\mathrm{d}V \tag{6-1}$$

功是过程量。

3. **热量** 系统和外界之间或两个物体之间由于温度不同而交换的热运动能量。热量也是过程量。

对于一无限小过程,系统吸热可表示成

$$\text{đ}Q = \frac{M}{\mu} C_m \mathrm{d}T \tag{6-2}$$

其定义是 1 摩尔物质温度升高 1K 所吸收的热量。其中 C_m 为物质的摩尔热容,等容摩尔热容 C_V 和等压摩尔热容 C_p 的关系由迈耶公式给出:

$$C_p = C_V + R \tag{6-3}$$

其中,$C_V = \frac{i}{2}R$,i 为气体分子的自由度。

4. **内能** 物体微观粒子一切形式的动能和势能的总和。内能是状态量,是状态的单值函数。

对于理想气体,内能是所有分子热运动的动能之和,内能 U 只是温度 T 的函数。对于理想气体的任何热力学过程,其内能的增量均可表达成

$$\Delta U = \frac{M}{\mu} C_V \Delta T \tag{6-4}$$

其中 $C_V = \frac{i}{2}R$。

5. **热力学第一定律**

$$Q = \Delta U + A \tag{6-5}$$

系统的内能增加时 ΔU 为正,反之为负;系统对外做功时 A 为正,外界对系统做功时 A 为负;系统从外界吸取热量时 Q 为正,系统向外界放热时 Q 为负。

微观过程:

$$\text{đ}Q = \mathrm{d}U + \text{đ}A \tag{6-6}$$

6. 循环过程

（1）正循环：工作物质从高温热源吸收热量，对外做功，向低温热源放热。热机的工作循环就是正循环。热机的效率为

$$\eta = \frac{A}{Q_1} = 1 - \frac{Q_2}{Q_1} \tag{6-7}$$

A 为整个循环中工作物质对外所做的净功，Q_1 为整个过程中吸收的总热量，Q_2 为放出的总热量绝对值。

（2）卡诺循环：工作物质只和两个恒温热源进行热交换的准静态循环过程。卡诺热机的效率为

$$\eta = \frac{A}{Q_1} = 1 - \frac{T_2}{T_1} \tag{6-8}$$

T_1、T_2 分别是高、低温热源的温度。

7. 可逆过程与不可逆过程

（1）可逆过程：一个系统经过一定过程，从某一状态到达另一状态，又可以经过和原来完全一样的中间状态重新回到原来的状态，而不引起外界任何变化，则这种过程称为可逆过程。理想气体所进行的几个无摩擦的准静态等值过程均可视为可逆过程。

（2）不可逆过程：各种自然界的自发过程都是不可逆的，而且它们的不可逆又是相互沟通的。

8. 热力学第二定律

（1）克劳修斯表述：热量不可能自发地从低温物体传到高温物体。

（2）开尔文表述：自然界没有这样一种循环过程，它进行的结果是从单一热源吸收热量，将其全部转化为功，并且在外界不遗留任何其他变化。

（3）微观表述（统计意义）：一个孤立的热力学系统内部发生的过程，总是从高度有序、概率较小的状态向高度无序、概率较大的状态进行。

9. 卡诺定理　在相同的高温热源 T_1 和低温热源 T_2 之间工作的一切可逆热机，其效率都等于卡诺热机的效率，而与工作物质无关。其效率为

$$\eta = 1 - \frac{T_2}{T_1} \tag{6-9}$$

在相同的高温热源 T_1 和低温热源 T_2 之间工作的一切不可逆热机，其效率不可能大于可逆热机的效率。其效率为

$$\eta' < 1 - \frac{T_2}{T_1} \tag{6-10}$$

10. 热力学量与热力学过程的关系见表 6-1。

表 6-1　热力学量与热力学过程的关系表（设气体的摩尔数为 n）

过程	内能增量 ΔU	吸收热量 Q	系统做功 A
等容：$\frac{p}{T}$ =恒量	$nC_V(T_2-T_1)$	$nC_V(T_2-T_1)$	0
等压：$\frac{V}{T}$ =恒量	$nC_V(T_2-T_1)$	$nC_p(T_2-T_1)$	$nR(T_2-T_1)$ 或 $p(V_2-V_1)$
等温：pV =恒量	0	$nRT\ln(V_2/V_1)$	$nRT\ln(V_2/V_1)$
绝热：pV^γ =恒量	$nC_V(T_2-T_1)$	0	$-nC_V(T_2-T_1)$

二、解题指导——典型例题

[例6-1] 能否说:"系统含有热量"? 能否说"系统含有功"?

解:"功"和"热量"都不是态函数。通过做功或传热可以使系统的状态发生改变(其数值与过程有关)。如果系统的状态保持不变,那么它既不吸收(或放出)热量,也不对外做功。因此可以说"系统对外传热"和"外界对系统做功"等,但不能说"系统含有热量",也不能说"系统含有功"。

[例6-2] 摩尔数相同的三种气体 He、N_2、CO_2 都可视为理想气体,它们从相同的初态出发,都经过等容过程。如果吸收的热量相同,试问:

(1)温度升高是否相同?

(2)压强的增加是否相同?

解:(1)三种气体从同一初态出发,经过等容过程,因系统均不做功 $A=0$。根据热力学第一定律 $Q=\Delta U$,因吸收热量相等,所以内能的变化 ΔU 也相同。

根据内能增量公式

$$\Delta U = \frac{M}{\mu}C_V \Delta T \tag{1}$$

因 $C_V = \frac{i}{2}R$,He 为单原子分子气体 $C_{VHe} = \frac{3}{2}R$,N_2 为双原子分子气体 $C_{VN_2} = \frac{5}{2}R$,CO_2 为多原子分子气体 $C_{VCO_2} = \frac{6}{2}R$,他们的摩尔数相同,分别将 C_{VHe}、C_{VN_2} 和 C_{VCO_2} 代入(1)式得 $\Delta T_{He} > \Delta T_{N_2} > \Delta T_{CO_2}$

(2)三种气体初态相同,摩尔数相同,依状态方程 $p=nkT$,所以数密度 n 也相同。在等容过程中 n 保持不变,又依状态方程 $p=nkT$ 则得 $\Delta p = nk\Delta T$

因为 $\Delta T_{He} > \Delta T_{N_2} > \Delta T_{CO_2}$,所以 $\Delta p_{He} > \Delta p_{N_2} > \Delta p_{CO_2}$

[例6-3] 将 400J 的热量传给标准状态下的 2mol 氢。

(1)若温度不变,氢的压强、体积各变为多少?

(2)若压强不变,氢的温度、体积各变为多少?

(3)若体积不变,氢的温度、压强各变为多少?哪一个过程做功最多?哪一个过程内能增加最多?为什么?

解:已知氢的初态为标准状态:$V_0 = 22.4 \times 10^{-3} \times 2 = 4.48 \times 10^{-2} \mathrm{m}^3$,$p_0 = 1.013 \times 10^5 \mathrm{Pa}$,$T_0 = 273\mathrm{K}$。设末态:压强 p,体积 V,温度 T。

在等温过程中,$\Delta U = 0$,根据热力学第一定律 $Q = \Delta U + A$,有 $Q = A = \frac{M}{\mu}RT_0 \ln \frac{V}{V_0} = 2 \times 8.31 \times 273 \ln \frac{V}{V_0} = 4\,537 \ln \frac{V}{V_0} = 400\mathrm{J}$

$$V = 4.89 \times 10^{-2} (\mathrm{m}^3)$$

由等温过程方程 $pV = p_0 V_0$ 得

$$p = \frac{V_0 p_0}{V} = \frac{4.48 \times 10^{-2}}{4.89 \times 10^{-2}} \times 1.013 \times 10^5 = 9.28 \times 10^4 (\mathrm{Pa})$$

在等压过程中,$Q = \frac{M}{\mu}C_{pH_2}(T - T_0)$,$C_{pH_2} = C_{VH_2} + R = \frac{7}{2}R$,由上式得

$$T = \frac{Q}{\frac{M}{\mu}C_{pH_2}} + T_0 = \frac{400}{7 \times 8.31} + 273 = 279.9\,(\text{K})$$

由等压过程方程 $\dfrac{V}{T} = \dfrac{V_0}{T_0}$ 得

$$V = \frac{T}{T_0}V_0 = \frac{279.9}{273} \times 4.48 \times 10^{-2} = 4.59 \times 10^{-2}\,(\text{m}^3)$$

$$\Delta U = \frac{M}{\mu}C_{VH_2}\Delta T = 2 \times \frac{5}{2} \times 8.31 \times (279.9 - 273) = 287\,(\text{J})$$

$$A = Q - \Delta U = 400 - 287 = 113\,(\text{J})$$

在等容过程中，$A=0$，根据热力学第一定律 $Q = \Delta U + A$，有 $Q = \Delta U = 400\text{J}$ 由 $Q = \dfrac{M}{\mu}C_V(T - T_0)$，得

$$T = \frac{Q}{\frac{M}{\mu}C_{VH_2}} + T_0 = \frac{400}{5 \times 8.31} + 273 = 282.6\,(\text{K})$$

由等容过程方程 $\dfrac{p}{T} = \dfrac{p_0}{T_0}$，得

$$p = \frac{T}{T_0}p_0 = \frac{282.6}{273} \times 1.013 \times 10^5 = 1.048 \times 10^5\,(\text{Pa})$$

由上述结果可知，等温过程系统对外做功最多，等容过程系统内能增加最多。这是因为等温过程系统的内能不变，吸收的热量全部用来对外做功，而等容过程，系统不对外做功，吸收的热量完全用来增加其自身的内能。

本题涉及等温过程、等压过程和等容过程的计算，是典型的等值过程的计算题。解题中用到两种方法计算系统的状态参量。一种是从热力学第一定律的表达式和由此得出的等值过程 Q、A、ΔU 的计算公式，另一种是利用理想气体状态方程或等值方程求解。

[例 6-4]　1mol 某双原子分子理想气体作图 6-1 所示的循环。求：

（1）整个循环过程中，系统对外所做的功；

（2）循环效率。

解：（1）由理想气体状态方程 $pV = nRT$ 得

$$T_a = \frac{p_a V_a}{nR} = \frac{1.013 \times 10^5 \times 8.2 \times 10^{-3}}{8.31} = 100\text{K}$$

同理可得：$T_c = 2T_a$，$T_b = 6T_a$ 一个循环的功是 △abc 的面积

图 6-1　例 6-4

$$A = \frac{1}{2}(p_b - p_a)(V_b - V_a)$$

$$= \frac{1}{2} \times 2p_a \times V_a = RT_a = 831\text{J}$$

（2）a-b 过程中气体内能变化

$$\Delta U = U_b - U_a = C_V(T_b - T_a) = \frac{5}{2}R(T_b - T_a) = \frac{5}{2}R \times 5T_a = \frac{25}{2}RT_a$$

a–b 过程中气体所做的功

$$A_{ab} = \frac{1}{2}(p_a + p_b)(V_b - V_a) = \frac{1}{2} \times 4p_a \times V_a = 2RT_a$$

由热力学第一定律 $Q = \Delta U + A$ 得 a–b 过程中气体吸收的热量

$$Q_{ab} = \Delta U + A_{ab} = \frac{29}{2}RT_a$$

循环过程中,b–c 为放热、c–a 为放热、a–b 为吸热,故

$$Q_{吸} = Q_{ab} = \frac{29}{2}RT_a$$

又因上面已计算出循环过程中系统对外做的功 $A = RT_a$,所以有

$$\mu = \frac{A}{Q_{吸}} = \frac{RT_a}{\frac{29}{2}RT_a} = 6.90\%$$

三、思考题与习题解答

6-1 解释下列术语:①系统;②环境;③参量;④过程;⑤外界;⑥准静态。

答:①系统:热力学的研究对象。②环境:系统以外能够影响系统的所有物体,亦称为外界。③参量:描述系统状态的宏观物理量。④过程:热力学系统的态随时间的变化。⑤外界:系统以外能够影响系统的所有物体。⑥准静态:过程进行的每一时刻,系统都处于平衡态。

6-2 做功和传递热量是等效的,但又有本质的不同,试解释之。

答:做功和传递热量都是能量的传递,因而等效。做功是由物体宏观位移完成的,它的作用之一是将物体的有规则的运动转化为系统内部的无规则运动,机械能转化为内能;传热是在微观分子的相互作用时完成的,它的作用是将分子的无规则运动自一个物体转移到另一个物体。

6-3 试证明在同一 p-V 图上,一定量理想气体的一条绝热线与一条等温线不能相交于两点。

证明:

方法一:设 $a(p_a, V_a)$ 点为 p-V 图上绝热线和等温线的一个交点,它分别满足

$$p_a V_a = C_1 \qquad p_a V_a^\gamma = C_2$$

由此得

$$V_a^{\gamma-1} = \frac{C_2}{C_1}$$

若在 p-V 图上两条曲线还有另外的交点 (p_b, V_b),则必有

$$p_b V_b = C_1 \qquad p_b V_b^\gamma = C_2$$

$$V_b^{\gamma-1} = \frac{C_2}{C_1}$$

于是

$$V_a = V_b$$

因为无论在等温线上,还是在绝热线上都不可能有两个体积相同的点,所以 b 点就只能是 a 点。

方法二:设绝热线 S 和等温线 T 有两个交点 a、b,如图 6-2 所示。假定气体从 a 状态出发,经绝热膨胀过程到达 b 状态,对外做功($A>0$)。由于 a、b 两点在同一条等温线上,初态和末态的温度相

同,内能相等,这就使得理想气体在该过程中既不吸热,又不减少内能,却能对外做功,这违背了热力学第一定律。所以,绝热线和等温线只有一个交点。

方法三:如图 6-2 所示,设绝热线 S 和等温线 T 有两个交点 a、b,则它们可以构成一个正循环 aTbSa,以此循环工作的热机是从单一热源吸收热量,完全变成有用的功,而没有引起其他变化。这显然违反了热力学第二定律的开尔文表述。所以,绝热线与等温线不能相交于两点。

图 6-2 习题 6-3

6-4 分析下述说法正确与否?

(1) 功可以完全变成热,但热不能完全变成功;

(2) 热量只能从高温物体传到低温物体,不能从低温物体传到高温物体;

(3) 可逆过程就是能沿反方向进行的过程,不可逆过程就是不能沿反方向进行的过程。

解:(1) 不正确。有外界的帮助热能够完全变成功;功可以完全变成热,但热不能自动地变成功。

(2) 不正确。热量能够自动地从高温物体传到低温物体,不能自动地由低温物体传到高温物体。但在外界的帮助下,热量能从低温物体传到高温物体。

(3) 不正确。一个系统由某一状态出发,经历某一过程达另一状态,如果存在另一过程,它能够消除原过程对外界的一切影响而使系统和外界同时都能回到原来的状态,这样的过程就是可逆过程。用任何方法都不能使系统和外界同时恢复原状态的过程是不可逆过程。有些过程虽能沿反方向进行,系统能够回到原来的状态,但外界没有同时恢复原状态,还是不可逆过程。

6-5 为什么说内能和焓都是态函数,而功和热量不是态函数。

解:内能和焓的变化只与初末状态有关,而与路径无关,所以是态函数;功和热量不仅与初末状态有关,还与过程有关,所以不是态函数。

6-6 1mol 单原子理想气体,从 300K 加热到 350K。试求在等容过程和等压过程中各吸取多少热量?内能各增加多少?对外做了多少功?

解:在等容过程中 $A=0$, $Q=nC_V\Delta T=1\times\dfrac{3}{2}R\times(350-300)\approx623(\text{J})$

由热力学第一定律 $Q=\Delta U+A$ 得

$$\Delta U=Q=nC_V\Delta T=1\times\frac{3}{2}R\times(350-300)\approx623(\text{J})$$

在等压过程中 $Q=nC_p\Delta T=1\times\dfrac{5}{2}R\times(350-300)\approx1\,039(\text{J})$

又有 $\Delta U=623\text{J}$(与路径无关),由根据热力学第一定律 $Q=\Delta U+A$ 得
$$A=Q-\Delta U=1\,039-623=416(\text{J})$$

因此,等容过程吸热约 623J,等容过程内能增加 623J,等容过程对外做功 0,等压过程内能增加等压过程吸热 623J,等压过程吸热 1 039J,等压过程对外做功 416J。

6-7 一卡诺机在 1 000K 和 300K 的两热源之间工作,试计算:

(1) 热机效率;

(2) 若低温热源不变,要使热机效率提高到 80%,则高温热源温度需提高多少?

(3) 若高温热源不变,要使热机效率提高到 80%,则低温热源温度需要降低多少?

解:(1)由卡诺定理知此卡诺热机的效率

$$\eta = 1 - \frac{T_2}{T_1} = 1 - \frac{300}{1\,000} = 70\%$$

(2)低温热源温度 T_2 不变时,要使 $\eta = 1 - \frac{300}{T_1'} = 80\%$,求出高温热源温度 $T_1' = 1\,500K$,则高温热源温度需要提高 $T_1' - T_1 = 500K$

(3)高温热源温度 T_1 不变时,要使 $\eta = 1 - \frac{T_2'}{1\,000} = 80\%$,求出低温热源温度 $T_2' = 200K$,则低温热源温度需要降低 $T_2 - T_2' = 100K$。

6-8 2mol 的理想气体,经历可逆等温过程,体积从 $0.02m^3$ 膨胀到 $0.04m^3$,温度为 300K。其对外做了多少功?

解:在等温过程中:$\Delta U = 0$,由热力学第一定律 $Q = \Delta U + A$ 得

$$Q = A = \int_{V_1}^{V_2} p dV = nRT \ln \frac{V_2}{V_1} = 2 \times 8.31 \times 300 \times \ln 2 = 3\,455.30J$$

6-9 1mol 水蒸气,先经历等温膨胀,压力从 P_1 变为 P_2,再经过等压膨胀,温度从 T_1 变为 T_2,求在整个过程中,吸收热量和对外做功分别是多少?

解:在等温膨胀过程中,吸收的热量全部转化为对外做功,代入理想气体状态方程,

$$Q_1 = A_1 = nRT \ln\left(\frac{V_2}{V_1}\right) = RT_1 \ln\left(\frac{P_1}{P_2}\right)$$

在等压膨胀过程中,吸收的热量只有一部分用来对外做功

$$Q_2 = nC_p(T_2 - T_1) = 4R(T_2 - T_1)$$

$$A_2 = nR(T_2 - T_1) = R(T_2 - T_1)$$

即有:

$$Q = RT_1 \ln\left(\frac{P_1}{P_2}\right) + 4R(T_2 - T_1)$$

$$A = RT_1 \ln\left(\frac{P_1}{P_2}\right) + R(T_2 - T_1)$$

四、自我评估题

6-1 关于热量和功的概念,下列说法正确的是(　　　)

　　A. 气体温度越高,则它做功和传递的热量越多

　　B. 做功和传递热量都可以改变系统的内能,从这点来说,它们是等效的

　　C. 做功和传递热量没有本质的区别

　　D. 理想气体处于不同的状态,所含的热量和能做的功都不同

　　E. 以上说法都对

(B)

6-2 一摩尔的理想气体从同一状态出发,分别经历绝热、等压、等温三种过程,从体积 V_1 增大到体积 V_2,则内能增加的过程是(　　　)

A. 绝热过程　　　　　　　B. 等压过程　　　　　　　　C. 等温过程

D. 三种过程都不是　　　　E. 三种过程都是

（B）

6-3　理想气体绝热的向真空膨胀,其温度和焓变为（　　）

A. 二者均减少　　　　　　B. 二者均增加　　　　　　　C. 二者均不变

D. 温度降低,焓增加　　　E. 温度不变,焓增加

（C）

6-4　若理想气体依照 $p=a/V^2$ 的规律变化,其中 a 为常数,则气体体积由 V_1 膨胀到 V_2 所做的功为_____;膨胀时气体的温度是升高还是降低？_____

$$\left[a\left(\frac{1}{V_1}-\frac{1}{V_2}\right);降低\right]$$

6-5　如图 6-3 所示,1 摩尔的理想气体的 T-V 图,ab 为直线,其延长线通过 O 点,ab 过程是_____过程,气体对外做功为_____。

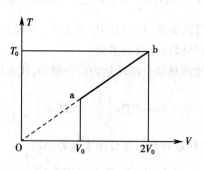

图 6-3　自我评估题 6-5

$$\left(等压;\frac{1}{2}RT_0\right)$$

6-6　一卡诺热机的低温热源温度为 7℃,效率为 40%,则高温热源的温度 $T_1=$_____;若保持高温热源的温度不变,将热机的效率提高到 50%,则低温热源的温度要降低到 $T_2=$_____。

（467K;234K）

6-7　把 2 摩尔的氮气等压地从 20℃加热,使温度升高到 100℃。问需要吸收多少热量？氮气的内能增加了多少？对外做了多少功？

（4 654J,3 324J,1 330J）

6-8　一用热机理想气体为工作物质,按照卡诺循环工作于 227℃与 127℃之间。它从高温热源吸取 2.51×10^5J 的热量。试问:①此热机在每次循环中所做的功为多少？②此热机的效率为多少？

（5.02×10^4J,20%）

6-9　3mol 温度为 $T_0=273$K 的理想气体,先经等温过程体积膨胀到原来的 5 倍。然后等容加热,使其末态的压强刚好等于初始压强,整个过程传给气体的热量为 8×10^4J。试画出此过程的 p-V 图,并求出这种气体的比热容比 $\gamma=C_p/C_V$ 值。（摩尔气体常量 $R=8.31$J·mol^{-1}·K^{-1}）

（$\gamma=1.39$）

（杨华哲）

第七章 | 静电场

一、本章内容提要

1. 库仑定律　$\boldsymbol{F} = k\dfrac{q_1 q_2}{r^2}\hat{\boldsymbol{r}}_0$，$\hat{\boldsymbol{r}}_0$ 为施力电荷指向受力电荷方向的单位矢量；

$$k = \frac{1}{4\pi\varepsilon_0}\ (k\ \text{为静电常数})，\quad k \approx 9.0\times10^9 \text{N}\cdot\text{m}^2\cdot\text{C}^{-2}；$$

$$\varepsilon_0\ \text{为真空电容率}，\quad \varepsilon_0 = 8.85\times10^{-12}\text{C}^2\cdot\text{N}^{-1}\cdot\text{m}^{-2}。$$

2. 电场强度　电场强度的定义 $\boldsymbol{E} = \boldsymbol{F}/q_0$。

3. 电场叠加原理

离散电荷系统

$$\boldsymbol{E} = \sum_{i=1}^{n}\boldsymbol{E}_i \tag{7-1}$$

连续电荷系统

$$\boldsymbol{E} = \int \mathrm{d}\boldsymbol{E} \tag{7-2}$$

4. 点电荷的强度

$$\boldsymbol{E} = \frac{\boldsymbol{F}}{q_0} = k\frac{q_0 q}{q_0 r^2}\hat{\boldsymbol{r}}_0 = k\frac{q}{r^2}\hat{\boldsymbol{r}}_0 \tag{7-3}$$

$\hat{\boldsymbol{r}}_0$ 为点电荷指向场点方向的单位矢量。

5. 点电荷系的电场

$$\boldsymbol{E} = \sum_i k\frac{q_i}{r_i^2}\hat{\boldsymbol{r}}_{0i} \tag{7-4}$$

$\hat{\boldsymbol{r}}_{0i}$ 为第 i 个点电荷指向场点方向的单位矢量。

6. 连续带电体的电场

$$\boldsymbol{E} = \int \mathrm{d}\boldsymbol{E} = \int k\frac{\mathrm{d}q}{r^2}\hat{\boldsymbol{r}}_0 \tag{7-5}$$

$\hat{\boldsymbol{r}}_0$ 为电荷元指向场点方向的单位矢量。

7. 电场线与电通量　电场线为电场中的一系列假想曲线，曲线上每一点的切线方向表示该点的电场方向；

电通量：通过 $\mathrm{d}S$ 面的电场线条数　$\mathrm{d}\varPhi_E = E\cos\theta\mathrm{d}S = \boldsymbol{E}\cdot\mathrm{d}\boldsymbol{S}$

任意曲面的电通量

$$\varPhi_E = \int\mathrm{d}\varPhi_E = \iint_S E\cos\theta\mathrm{d}S = \iint_S \boldsymbol{E}\cdot\mathrm{d}\boldsymbol{S} \tag{7-6}$$

$$\Phi_E = \oiint_s E\cos\theta dS = \oiint_s \boldsymbol{E} \cdot d\boldsymbol{S} \tag{7-7}$$

电场垂直面积上穿过电场线的数密度表示电场 E 的大小

$$E = \frac{d\Phi_E}{dS_\perp} \tag{7-8}$$

8. 真空中的高斯定理

$$\Phi_E = \iint_S E\cos\theta dS = \frac{1}{\varepsilon_0}\sum_i q_i \tag{7-9}$$

无限大，均匀带电平面的场强　$E = \dfrac{\sigma}{2\varepsilon_0}$ 或 $E = 2\pi k\sigma$

均匀带电球面的场强　$E = \dfrac{1}{4\pi\varepsilon_0 r^2}\sum_{i=1}^n q_i = k\dfrac{Q}{r^2},\ (r > R)\,;E = 0,\ (r < R)$。

9. 静电场的环路定理　电荷在任意静电场中移动的过程中，该电场力对它所做的功只与路径的始、末位置有关，而与所移动的具体路径无关。

10. 电势能　对有限分布的带电体，一般选无限远处为零电势能点，$W_\infty = 0$。

电荷 q_0 在电场 E 中的 a 点所具有的电势能：

$$W_a = A_{a\infty} = \int_a^\infty q_0 \boldsymbol{E} \cdot d\boldsymbol{l} \tag{7-10}$$

11. 电场 E 中的 a 点的电势

$$V_a = \frac{W_a}{q_0} = \int_a^\infty \boldsymbol{E} \cdot d\boldsymbol{l} \tag{7-11}$$

点电荷 q 在 a 点的电势

$$V_a = k\frac{q}{r_a} \tag{7-12}$$

点电荷系在 a 点的电势

$$V_a = \sum_i \frac{q_i}{r_{ai}} \tag{7-13}$$

连续带电体在 a 点的电势

$$V = \int dV = k\int \frac{dq}{r} \tag{7-14}$$

r 为电荷元到场点的距离

12. 电势差

$$U_{ab} = V_a - V_b = \int_a^b \boldsymbol{E} \cdot d\boldsymbol{l} \tag{7-15}$$

13. 电场力做功与电势能的关系

$$A_{ab} = q_0(V_a - V_b) \tag{7-16}$$

14. 电场强度与电势梯度　电势相等的点组成的曲面为等势面。等势面与电场处处正交。电势梯度是一个矢量，它的方向是该点附近电势升高最快的方向。该点电场强度为电势梯度的负值。

$$\boldsymbol{E} = -\text{grad}V \tag{7-17}$$

$$\text{grad}V = \frac{dV}{dn}\hat{\boldsymbol{n}}_0 \quad (\hat{\boldsymbol{n}}_0 \text{为等势面的法向}) \tag{7-18}$$

15. 电偶极子、电偶极矩、电偶层

电偶极矩：$\boldsymbol{p} = q\boldsymbol{l}$

电偶层：单位面积的电偶极矩（层矩）$\tau = \sigma\delta$

16. 电介质的极化与电容率

$$\boldsymbol{P} = \sum_i \frac{\boldsymbol{p}_i}{\Delta V} \quad \boldsymbol{P} = \chi_e \varepsilon_0 \boldsymbol{E} \tag{7-19}$$

$$\varepsilon = \varepsilon_0 \varepsilon_r \quad \varepsilon_r = 1 + \chi_e$$

17. 电位移矢量、有电介质时的高斯定理

电位移矢量 $\quad \boldsymbol{D} = \varepsilon_0 \boldsymbol{E} + \boldsymbol{P} \quad \boldsymbol{D} = \varepsilon_0 \varepsilon_0 = \varepsilon \boldsymbol{E}$

有电介质时的高斯定理 $\quad \oint_S \boldsymbol{D} \cdot \mathrm{d}\boldsymbol{S} = \sum_{i=1}^n q_{0i}$

18. 均匀电介质中的静电场

$$\boldsymbol{E} = \boldsymbol{E}_0 + \boldsymbol{E}_P \quad \boldsymbol{E} = \boldsymbol{E}_0 - \boldsymbol{E}_P \quad \boldsymbol{E} = \frac{1}{\varepsilon_r}\boldsymbol{E}_0 \tag{7-20}$$

19. 电偶极子、电偶层的电势

$$V = k\frac{\boldsymbol{p} \cdot \boldsymbol{r}_0}{r^2} = k\frac{p}{r^2}\cos\theta \tag{7-21}$$

$$V = \int_S \mathrm{d}V = \int k\tau \mathrm{d}\Omega \tag{7-22}$$

20. 电容器的电容与能量

电容 $$C = \frac{Q}{U_{AB}} \quad C = \varepsilon_r C_0 \tag{7-23}$$

真空平行板电容器的电容 $$C_0 = \frac{\varepsilon_0 S}{d} \tag{7-24}$$

有介质时的电容 $$C = \frac{\varepsilon S}{d} \tag{7-25}$$

球形电容器的电容 $$C = 4\pi\varepsilon\frac{R_1 R_2}{R_2 - R_1} \tag{7-26}$$

带电电容器的能量 $$W = \frac{1}{2}\frac{Q^2}{C} = \frac{1}{2}CU_{AB}^2 = \frac{1}{2}QU_{AB} \tag{7-27}$$

21. 静电场的能量密度与能量

静电场的能量密度 $$\omega_e = \frac{W}{V} = \frac{1}{2}\varepsilon E^2 \tag{7-28}$$

静电场的能量 $$W = \int_V \omega_e \mathrm{d}V = \int_V \frac{1}{2}\varepsilon E^2 \mathrm{d}V \tag{7-29}$$

二、解题指导——典型例题

[例 7-1] 如图 7-1 所示,电量 q 均匀分布在 $2L$ 的直线上,求此直线的中垂线上距离带电直线中心 O 为 r 远处的电场强度。

解: 已知长为 $2L$ 的直线上均匀带电量 q,P 点为直线中垂线上任一点,且 $OP = r$。今以带电直线中点 O 为坐标原点,该直线为坐标纵轴。将

图 7-1 例 7-1

直线分割为若干段,取任意一元段 $\mathrm{d}l$,带电量 $\mathrm{d}q$,则有 $\mathrm{d}q = \dfrac{q}{2L}\mathrm{d}l$ 可视其为点电荷,$\mathrm{d}q$ 在 P 点之场强为

$$\mathrm{d}E = k\frac{\mathrm{d}q}{l^2+r^2} = k\frac{q}{2L}\frac{1}{l^2+r^2}\mathrm{d}l$$

$\mathrm{d}\boldsymbol{E}$ 在与 OP 垂直、平行的两个方向有分量

$$\mathrm{d}E_\perp = \mathrm{d}E\sin\theta \quad \mathrm{d}E_\parallel = \mathrm{d}E\cos\theta$$

且 $\cos\theta = r/(l^2+r^2)^{1/2}$

由于带电直线对于 O 的对称分布,可知:

$$E_\perp = \int \mathrm{d}E_\perp = \int \mathrm{d}E\sin\theta = 0$$

故有

$$E = E_\parallel = \int \mathrm{d}E_\parallel = \int \mathrm{d}E\cos\theta = \int_{-L}^{L} k\frac{q}{2L}\frac{r}{(l^2+r^2)^{3/2}}\mathrm{d}l$$

$$= k\frac{q}{2L}r\left[\frac{l}{r^2(l^2+r^2)^{1/2}}\right]\Bigg|_{-L}^{L} = \frac{kq}{r(L^2+r^2)^{1/2}}$$

讨论:(1) 若以线电荷密度 $\lambda = q/(2L)$ 代入上式可得结果:

$$E = k\lambda\frac{2L}{r(L^2+r^2)^{1/2}}$$

(2) 若此带电直线为无限长,其电荷线密度为 λ,则应有:

$$E = \int_{-\infty}^{\infty} k\lambda\frac{r}{(l^2+r^2)^{3/2}}\mathrm{d}l = 2k\frac{\lambda}{r} = \frac{1}{2\pi\varepsilon_0}\frac{\lambda}{r}$$

此结果与高斯定理得到的结果是一致的。

因此带电直线的中垂线上距离直线中心 O 为 r 远处之场强为 $kq/[r(L^2+r^2)^{1/2}]$。方向沿中垂线,若 $q>0$ 则由 O 点指向外;若 $q<0$ 则指向 O 点。

[例 7-2]　如图 7-2 所示,试求无限长均匀带电圆柱面内、外的场强。圆柱的直径为 D,电荷面密度为 σ。

解: 设场中任一点 P 到圆柱面轴线的距离为 r。均匀带电圆柱面无限长,以 r 为半径,h 为高,与带电圆柱面同轴作封闭形圆柱面,其上、下底面为 S_1、S_2,侧面为 S_3,根据高斯定理,有

图 7-2　例 7-2

$$\oint_S \boldsymbol{E}\cdot\mathrm{d}\boldsymbol{S} = \iint_{S_1} E\cos\theta_1\mathrm{d}S + \iint_{S_2} E\cos\theta_2\mathrm{d}S + \iint_{S_3} E\cos\theta_3\mathrm{d}S = \frac{1}{\varepsilon_0}\sum_i q_i$$

但 $\theta_1 = \theta_2 = \pi/2$,故两底面的电场通量为零。$\theta_3 = 0$,$S_3 = 2\pi rh$

$$\oint_S \boldsymbol{E}\cdot\mathrm{d}\boldsymbol{S} = \iint_{S_3} E\cos\theta_3\mathrm{d}S = E\cdot 2\pi rh = \frac{1}{\varepsilon_0}\sum_i q_i$$

若 $r<D/2$,则 $\sum_i q_i = 0$　$\therefore E_内 = 0$

若 $r>D/2$,则 $\sum_i q_i = \pi Dh\sigma$　$\therefore E_外 = \dfrac{D\sigma}{2\varepsilon_0 r}$

在无限长均匀带电圆柱面外的场强方向沿 r 方向,若 $\sigma>0$ 方向沿 r 背离圆柱面指向外;若 $\sigma<0$ 则方向沿 r 指向圆柱面轴线沿 r。

[例 7-3]　电荷 q 均匀分布在半径为 R 的球体内。

（1）求证：离球心 $r(r<R)$ 远处的电势为 $V = \dfrac{q(3R^2 - r^2)}{8\pi\varepsilon_0 R^3}$

（2）按此表达式，在球心处 $V \neq 0$ 是否合理？为什么？

（1）证明：今做与带电球体同心、半径为 r 的高斯球面，则有

$$\oiint_S E\cos\theta \mathrm{d}S = \frac{1}{\varepsilon_0}\iiint_V \rho \mathrm{d}V \quad \therefore E4\pi r^2 = \frac{1}{\varepsilon_0}\rho V \quad \rho = q \Big/ \left(\frac{4}{3}\pi R^3\right)$$

若 $r<R$ 则 $V = \dfrac{4}{3}\pi r^3$ $\therefore E_{内} = \dfrac{qr}{4\pi\varepsilon_0 R^3}$

若 $r>R$ 则 $V = \dfrac{4}{3}\pi R^3$ $\therefore E_{外} = \dfrac{q}{4\pi\varepsilon_0 r^2} = k\dfrac{q}{r^2}$

$$V = \int_r^R \frac{qr}{4\pi\varepsilon_0 R^3}\mathrm{d}r + \int_R^\infty \frac{q}{4\pi\varepsilon_0 r^2}\mathrm{d}r = \frac{q}{4\pi\varepsilon_0}\left[\frac{R^2 - r^2}{2R^3} + \frac{1}{R}\right] = \frac{q(3R^2 - R^2)}{8\pi\varepsilon_0 R^3}\,[\text{证毕}]$$

（2）对于均匀带电球体中心处 $V = \dfrac{q(3R^2 - r^2)}{8\pi\varepsilon_0 R^3} = \dfrac{3q}{8\pi\varepsilon_0 R} = k\dfrac{3q}{2R} \neq 0$，此结果合理。因为球心处的电势取决于由此至无限远处电场力对单位正试探电荷做的功。带电球体内、外的场强均不为零，且方向一致，所以此功不为零，亦即 $V \neq 0$。

三、思考题与习题解答

7-1 如图 7-3 所示的闭合曲面 S 内有一点电荷 q，P 为 S 面上的任一点，在 S 面外有一点电荷 q' 与 q 的符号相同。若将 q' 从 A 点沿直线移到 B 点，则在移动过程中：

　　A. S 面上的电通量不变

　　B. S 面上的电通量改变，P 点的场强不变

　　C. S 面上的电通量改变，P 点的场强改变

　　D. S 面上的电通量不变，P 点的场强也不变

　　E. S 面上的电通量改变，P 点的电势不变

图 7-3 习题 7-1

（A）

分析：选 A。由高斯定理可知 S 面上的电通量不变，从这一点看，A 和 D 都对，但是 P 点的场强是 q 和 q' 在 P 点所产生场强的矢量和，q' 移动，P 点的场强会随之改变，所以只能选 A。

7-2 在一个橡皮球表面上均匀地分布着正电荷，在其被吹大的过程中，有始终处在球内的一点和始终处在球外的一点，它们的场强和电势将作如下的变化：

　　A. $E_{内}$ 为零，$E_{外}$ 减小，$V_{内}$ 不变，$V_{外}$ 增大

　　B. $E_{内}$ 为零，$E_{外}$ 不变，$V_{内}$ 减小，$V_{外}$ 不变

　　C. $E_{内}$ 为零，$E_{外}$ 增大，$V_{内}$ 增大，$V_{外}$ 减小

　　D. $E_{内}$ 为零，$E_{外}$ 不变，$V_{内}$ 增大，$V_{外}$ 减小

　　E. $E_{内}$，$E_{外}$，$V_{内}$，$V_{外}$ 均增大

（B）

分析：选 B。因为在橡皮球被吹大的过程中，正电荷始终均匀地分布在橡皮球表面上，这样，球内的场强始终为零；球外任一点的场强等于把球面上的所有正电荷集中于球心的点电荷所产生的

场强,所以,始终处在球外的一点,它场强的大小不变。又因在被吹大的过程中橡皮球的半径变大,所以球表面(等于球内)的电势减小;球外的场强大小不变,球外任一点的电势也不变。

7-3　设在 XY 平面内的原点 O 处有一个电偶极子,其电偶极矩 p 的方向指向 Y 轴正方向,大小不变。问在 X 轴上距原点较远处任意一点的电势与它离开原点的距离呈什么关系?

A. 正比　　　　　　B. 反比　　　　　　C. 平方反比

D. 平方正比　　　　E. 无关系

(E)

分析:无关系。因为在 X 轴上距原点较远处是等势面上的直线。

7-4　在真空中有板面积为 S,间距为 d 的两平行带电板(d 远小于板的线度)分别带电量 $+q$ 与 $-q$。有人说两板之间的作用力 $F=k\dfrac{q^2}{d^2}$。又有人说因为 $F=qE$,$E=\dfrac{\sigma}{\varepsilon_0}=\dfrac{q}{\varepsilon_0 S}$,所以 $F=\dfrac{q^2}{\varepsilon_0 S}$。试问这两种说法对吗? 为什么? F 应为多少?

解:题中两种说法都不对。第一种是误将两个带电面板作为点电荷处理;第二种是误将两个带电面板产生的合场强作为一个面板的场强处理。正确的结论应是一个面板在另一个面板的电场中所受的力,这个力为:

$$F=qE=\frac{q\sigma}{2\varepsilon_0}=\frac{q^2}{2\varepsilon_0 S}$$

7-5　今有点电荷 q 和 $4q$ 相距为 L,试问在什么地方,放置一个什么样的点电荷,可使这三个点电荷达到受力平衡。

解:∵ 在联线 L 上某点,假定距离 q 为 x,则距离 $4q$ 为 $L-x$,放置点电荷 Q 后,q、$4q$、Q 三个点电荷达到受力平衡,即各点电荷所受合力均为零。则有

$$\frac{4q^2}{4\pi\varepsilon_0 L^2}+\frac{qQ}{4\pi\varepsilon_0 x^2}=0 \quad \text{和} \quad \frac{4q^2}{4\pi\varepsilon_0 L^2}+\frac{4qQ}{4\pi\varepsilon_0 (L-x)^2}=0$$

将上面两式相减得

$$\frac{qQ}{4\pi\varepsilon_0 x^2}-\frac{4qQ}{4\pi\varepsilon_0 (L-x)^2}=0$$

即

$$\frac{1}{x}-\frac{4}{(L-x)^2}=0 \quad \text{或} \quad x^2=\frac{1}{4}(L-x)^2$$

整理得　$3x^2+2Lx-L^2=0$　解得　$x=L/3$

把 $x=\dfrac{L}{3}$ 代入 $\dfrac{4q^2}{4\pi\varepsilon_0 L^2}+\dfrac{qQ}{4\pi\varepsilon_0 x^2}=0$,得

$$\frac{4q}{L^2}+\frac{Q}{(L/3)^2}=\frac{4q}{L^2}+\frac{9Q}{L^2}=0$$

$$\therefore \quad Q=-4q/9$$

因此在联线 L 上距离 q 为 $L/3$,或距离 $4q$ 为 $2L/3$ 处,放置电荷为 $-4q/9$ 的点电荷,可使这三个点电荷达到受力平衡。

7-6　如图 7-4 所示,试求无限长均匀带电直线外一点(距直线 R 远)的场强。设电荷线密度为 λ。

解:今做一个以带电直线为其轴线,R 为半径,l 为高的封闭圆柱面,两底面分别为 S_1、S_2,侧面为 S_3。可写出高斯定理:

图 7-4　习题 7-6

$$\oiint_S E\cos\theta \mathrm{d}S = \iint_{S_1} E\cos\theta \mathrm{d}S + \iint_{S_2} E\cos\theta \mathrm{d}S + \iint_{S_3} E\cos\theta \mathrm{d}S = \frac{1}{\varepsilon_0}\lambda l$$

但在 S_1 与 S_2 面处均有 $\theta = \pi/2$, $\cos\theta = 0$, 而在 S_3 面处有 $\theta = 0$, $\cos\theta = 1$

$$\therefore \quad \iint_{S_3} E\cos\theta \mathrm{d}S = E\cdot 2\pi R\cdot l = \frac{1}{\varepsilon_0}\lambda l \quad \therefore \quad E = \frac{1}{2\pi\varepsilon_0}\frac{\lambda}{R} = 2k\frac{\lambda}{R}$$

方向垂直于带电直线, 若 $\lambda > 0$ 则指向外; 若 $\lambda < 0$ 则指向带电直线(另一解法见例7-1)。

7-7　如图7-5所示, 一长为 L 的均匀带电直线, 电荷线密度为 λ。求在直线延长线上与直线近端相距 R 处 P 点的电势与场强。

图7-5　习题7-7

解: 今将带电直线分割为许多极小的元段 $\mathrm{d}l$, 所带电量为 $\mathrm{d}q$, 此电荷元可视为点电荷, 在 P 点的电势与场强为

$$\mathrm{d}V = k\frac{\mathrm{d}q}{L+R-l} = k\frac{\lambda \mathrm{d}l}{L+R-l} \quad \mathrm{d}E = k\frac{\lambda \mathrm{d}l}{(L+R-l)^2}$$

$$\therefore \quad V = \int \mathrm{d}V = \int_0^L k\frac{\lambda \mathrm{d}l}{L+R-l} = -\int_{L+R}^R k\frac{\lambda}{L+R-l}\mathrm{d}(L+R-l) = k\lambda\ln\frac{L+R}{R}$$

$$E = \int \mathrm{d}E = \int_0^L k\frac{\lambda \mathrm{d}l}{(L+R-l)^2} = -\int_{L+R}^R k\frac{\lambda}{(L+R-l)^2}\mathrm{d}(L+R-l)$$

$$= k\lambda\left(\frac{1}{R} - \frac{1}{L+R}\right)$$

应用 $\boldsymbol{E} = -\dfrac{\mathrm{d}V}{\mathrm{d}n}\boldsymbol{n}_0$ 也可求解 $\boldsymbol{E}$。

若 $\lambda > 0$ 则电场强度方向沿带电直线指向外; 若 $\lambda < 0$ 则方向相反。

7-8　一个空气平行板电容器 $C = 1.0\,\mathrm{pF}$, 充电到电量 $q = 1.0\times10^{-5}\,\mathrm{C}$ 后将电源切断。求:

(1) 两极板间的电势差和此时的电场能量;

(2) 若将两极板的距离增加一倍, 计算距离改变前后电场能量的变化。并解释其原因。

解:

$$\because C = \frac{q}{U} \quad \therefore U = \frac{q}{C} = \frac{1\times10^{-5}}{1\times10^{-12}} = 1\times10^7(\mathrm{V})$$

$$W = \frac{1}{2}\frac{q^2}{C} = \frac{1}{2}\times\frac{(1\times10^{-5})^2}{1\times10^{-12}} = 50(\mathrm{J})$$

$$\because C \propto \frac{1}{d} \quad d' = 2d \quad \therefore C' = \frac{1}{2}C$$

$$\Delta W = W' - W = \frac{1}{2}q^2\left(\frac{1}{C'} - \frac{1}{C}\right) = \frac{1}{2}q^2\left(\frac{2}{C} - \frac{1}{C}\right) = \frac{1}{2}\frac{q^2}{C} = \frac{1}{2}\times\frac{(1\times10^{-5})^2}{1\times10^{-12}}$$

$$= 50(\mathrm{J})$$

可见, 将两极板的距离增加一倍, 其电场能量变化50J。这是因为 $W = \dfrac{1}{2}\varepsilon_0 E^2\cdot V$, 在两极板距离变化的过程中, ε_0、E 不变, 而 V 增大一倍, 故电场能量也增大一倍。

7-9　试计算均匀带电圆盘轴线上任一点 P 处的场强。设 P 点距盘心 O 为 x, 盘之半径为 R, 电荷面密度为 σ。并讨论当 $R \ll x$ $\left(\text{提示: } \left[1 + \dfrac{R^2}{x^2}\right]^{-1/2} \approx 1 - \dfrac{1}{2}\dfrac{R^2}{x^2}\right)$ 和 $R \gg x$ 时 P 点的场强将如何?

解：将圆盘分割成许多同心圆带，带宽 da，又将圆带分割为许多元段，段长 dl，元面 dS 带电量 dq，且 $dq = \sigma dS = \sigma da dl$，设圆带半径为 $a \sim (a+da)$。在 P 点的场强为

$$dE = k\frac{dq}{r^2}$$

因对称性，故有

$$E_\perp = \iint dE\sin\theta = 0$$

$$\therefore \quad E = E_\parallel = \iint dE\cos\theta = k\iint \frac{\sigma da dl}{r^2}\frac{x}{r}$$

$$= k\sigma\int_0^R \frac{da}{(a^2+x^2)^{3/2}}\int_0^{2\pi a}dl = \frac{\sigma}{2\varepsilon_0}\left[1 - \frac{1}{\sqrt{1+R^2/x^2}}\right]$$

当 $R \ll x$ 时，$\left[1+\dfrac{R^2}{x^2}\right]^{-1/2} \approx 1 - \dfrac{1}{2}\dfrac{R^2}{x^2}$

则有 $E \approx \dfrac{\sigma}{2\varepsilon_0}\left[1-1+\dfrac{1}{2}\dfrac{R^2}{x^2}\right] = \dfrac{1}{4\pi\varepsilon_0}\dfrac{\sigma\pi R^2}{x^2} = k\dfrac{Q}{x^2}$；即可视圆盘为一个位于盘心的点电荷。

当 $R \gg x$ 时，则有 $E \approx \dfrac{\sigma}{2\varepsilon_0}(1-0) = \dfrac{\sigma}{2\varepsilon_0}$；即可视圆盘为一"无限大"均匀带电平面。

均匀带电圆盘轴线上一任点 P 处的场强方向沿轴线，若 $\sigma>0$，则指向外；若 $\sigma<0$，则指向盘心。

7-10　有一个均匀带电的球壳，其内、外半径分别是 a 与 b，电荷体密度为 ρ。试求从中心到球壳外各区域的场强。

解：以 r 为半径做与带电球壳同心之球面为高斯面。可在各区域写出高斯定理

$$\oint_S E\cos\theta dS = E \cdot 4\pi r^2 = \frac{1}{\varepsilon_0}q$$

$$r<a, \quad q=0, \quad E=0$$

$$a<r<b, \quad q=\frac{4\pi\rho}{3}(r^3-a^3), \quad E=\frac{\rho}{3\varepsilon_0 r^2}(r^3-a^3)$$

$$r<b, \quad q=\frac{4\pi\rho}{3}(b^3-a^3), \quad E=\frac{\rho}{3\varepsilon_0 r^2}(b^3-a^3)$$

在球壳中、球壳外的场强方向沿 r，$\rho>0$ 则背离球心；$\rho<0$ 则指向球心。

7-11　试证明在距离电偶极子中心等距离对称之三点上，其电势的代数和为零。（等边 $\triangle ABC$ 的中心和电偶极子的中心重合，证 $V_A+V_B+V_C=0$）

证明：假设距离电偶极子中心等距离对称三点为 A、B、C，它们距离电偶极子中心 r 远，与电偶极矩 $\boldsymbol{p}$ 的夹角分别为 $\theta_1,\theta_2,\theta_3$。且 $\theta_2=\theta_1+120°$，$\theta_3=\theta_1+240°$

$$\therefore V=k\frac{p\cos\theta}{r^2} \quad \therefore V_A=k\frac{p\cos\theta_1}{r^2} \quad V_B=k\frac{p\cos\theta_2}{r^2} \quad V_C=k\frac{p\cos\theta_3}{r^2}$$

$$V_A+V_B+V_C=k\frac{p}{r^2}(\cos\theta_1+\cos\theta_2+\cos\theta_3)$$

$$=k\frac{p}{r^2}\left[\cos\theta_1+\cos(\theta_1+120°)+\cos(\theta_1+240°)\right]$$

但 $\cos(\theta_1+120°)+\cos(\theta_1+240°)=2\cos(\theta_1+180°)\cos(-60°)=-\cos\theta_1$，所以 $\cos\theta_1+\cos(\theta_1+120°)+\cos(\theta_1+240°)=0$，即 $V_A+V_B+V_C=0$。　[证毕]

7-12 在真空中有一无限长均匀带电圆柱体,半径为R,电荷体密度为$+\rho$。另有一与其轴线平行的无限大均匀带电平面,电荷面密度为$+\sigma$。今有 A、B 两点分别距圆柱体轴线为a与$b(a<R,b>R)$,且在过此轴线和带电平面垂直的平面内,如图 7-6 所示。试求 A、B 两点间的电势差$U_{AB}=V_A-V_B$。(忽略带电圆柱体与带电平面的相互影响)

解:$V_A - V_B = \int_A^B E\cos\theta \mathrm{d}l$,但是式中的场强E由带电圆柱体与带电

平面的电场叠加而成。今知带电平面产生的电场$E_{\text{surface}}=\dfrac{\sigma}{2\varepsilon_0}$,方向由

B→A(垂直于带电平面)。为求带电圆柱体产生的场强E_{column},做以r为半径,L为高,与圆柱体同轴之封闭圆柱面为高斯面,则有:

图 7-6 习题 7-12

$$\oiint_S E\cos\theta \mathrm{d}S = \oiint_{S_{\text{column}}} E\cos\theta \mathrm{d}S + \oiint_{S_{\text{bottom}}} 2E\cos\frac{\pi}{2}\mathrm{d}S = E \cdot 2\pi r \cdot L$$

当$r<R$时,$\sum q_i = \pi r^2 \cdot L \cdot \rho$ $\therefore E_{\text{in}}=\dfrac{\rho}{2\varepsilon_0}r$

当$r>R$时,$\sum q_i = \pi r^2 \cdot L \cdot \rho$ $\therefore E_{\text{out}}=\dfrac{R^2\rho}{2\varepsilon_0 r}$

方向均沿径向指向外

$$\begin{aligned}
U_{AB} &= \int_A^B (E_{\text{column}} - E_{\text{surface}})\cos\theta \mathrm{d}r \\
&= \int_a^R (E_{\text{in}} - E_{\text{surface}})\mathrm{d}r + \int_R^b (E_{\text{out}} - E_{\text{surface}})\mathrm{d}r \\
&= \int_a^R \left(\frac{\rho}{2\varepsilon_0}r - \frac{\sigma}{2\varepsilon_0}\right)\mathrm{d}r + \int_R^b \left(\frac{R^2\rho}{2\varepsilon_0}\frac{1}{r} - \frac{\sigma}{2\varepsilon_0}\right)\mathrm{d}r \\
&= \frac{1}{2\varepsilon_0}\left[\frac{\rho}{2}(R^2 - a^2) + \rho R^2\ln\frac{b}{R} - \sigma(b - a)\right]
\end{aligned}$$

7-13 一个空气平行板电容器在充电后注入石蜡。

(1) 石蜡注入前电容器已不与电源相接;

(2) 石蜡注入时电容器仍与电源相接。

试比较在以上两种情况下该电容器内各量的变化情况,并填入表 7-1 中。

表 7-1 习题 7-13

	(1)	(2)
电量 Q	不变($Q_2=Q_1$)	增大($Q_2=\varepsilon_r Q_1$)
场强 E	减小($E_2=E_1/\varepsilon_r$)	不变($E_2=E_1$)
电压 U	减小($U_2=U_1\varepsilon_r$)	不变($U_2=U_1$)
电容 C	增大($C_2=\varepsilon_r C_1$)	增大($C_2=\varepsilon_r C_1$)
场能密度 ω_e	减小($\omega_{e2}=\omega_{e1}/\varepsilon_r$)	增大($\omega_{e2}=\varepsilon_r\omega_{e1}$)

解:设脚标 1、2 分别表示石蜡注入前后的各个量。

(1) 石蜡注入前电容器已不与电源相接:(最明显的是极板上的电量不变)

$$Q_2=Q_1 \quad E_2=\frac{1}{\varepsilon_r}E_1 \quad U_2=\frac{1}{\varepsilon_r}U_1 \quad C_2=\varepsilon_r C_1 \quad \omega_{e2}=\frac{1}{\varepsilon_r}\omega_{e1}$$

（2）石蜡注入时,电容器仍与电源相接:（最明显的是极板间的电压不变）

$$Q_2 = \varepsilon_r Q_1 \quad E_2 = E_1 \quad U_2 = U_1 \quad C_2 = \varepsilon_r C_1 \quad \omega_{e2} = \varepsilon_r \omega_{e1}$$

7-14　一个圆柱状电容器的内半径 a,外半径 b;a、b 极板间电介质的介电常数为 ε。试证明其所储存的静电场能量的一半是在半径为 $r = \sqrt{ab}$ 的圆柱内。

证明:设该电容器所带电量为 q,圆柱的高为 h,取同轴柱面 S 为高斯面,且 $a<r<b$。

根据有介质时的高斯定理,得:

$$\oint_S E\cos\theta \mathrm{d}S = \frac{q}{\varepsilon}$$

对两底面　$\because \theta = \pi/2, \cos\theta = 0$

对侧面　$\because \theta = 0, \cos\theta = 1$,　$\therefore 2\pi rhE = q/\varepsilon$,　$\therefore E = \dfrac{q}{2\pi rh\varepsilon}$

电容器中电场的能量密度为

$$\omega_e = \frac{1}{2}\varepsilon E^2 = \frac{1}{2}\varepsilon\left(\frac{q}{2\pi rh\varepsilon}\right)^2 = \frac{q^2}{8\pi^2 r^2 h^2 \varepsilon}$$

又$\because$ 体积元 $\mathrm{d}V = 2\pi rh\mathrm{d}r$,　$\therefore \mathrm{d}W = \omega_e \mathrm{d}V = \dfrac{q^2}{8\pi^2 r^2 h^2 \varepsilon} \times (2\pi rh\mathrm{d}r) = \dfrac{q^2}{4\pi rh\varepsilon}\mathrm{d}r$

$\therefore$ 电容器中电场的总能量为

$$W = \int_V \mathrm{d}W = \int_a^b \frac{q^2}{4\pi h\varepsilon}\frac{\mathrm{d}r}{r} = \frac{q^2}{4\pi h\varepsilon}\ln\frac{b}{a}$$

假设静电场能量的 1/2 是储存在半径为 r 的圆柱内部,则有

$$\frac{1}{2}\cdot\frac{q^2}{4\pi h\varepsilon}\ln\frac{b}{a} = \frac{q^2}{4\pi h\varepsilon}\int_a^r \frac{\mathrm{d}r}{r} = \frac{q^2}{4\pi h\varepsilon}\ln\frac{r}{a}$$

得

$$\frac{1}{2}\cdot\ln\frac{b}{a} = \ln\frac{r}{a} \quad 即 \quad \left(\frac{b}{a}\right)^{\frac{1}{2}} = \frac{r}{a}$$

$$\therefore \quad r = a\cdot\sqrt{\frac{b}{a}} = \sqrt{ab} \quad [证毕]$$

7-15　在半径为 R 的金属球外,包有一半径为 R' 的均匀电介质层,设电介质的相对电容为 ε_r,金属球带电量 Q（电荷均匀分布在金属球表面）。求:

（1）电介质内、外的场强分布与电势分布。

（2）金属球的电势。

（3）电介质内电场的能量。

解:（1）今以 r 为半径做与金属球同心的高斯球面,则有

$$\oint_S E\cos\theta\mathrm{d}S = E\cdot 4\pi r^2 = \frac{1}{\varepsilon_0}\sum_{i=1}^n q_i$$

若 $r<R$,$\sum_i q_i = 0$,则 $E_内 = 0$

若 $R<r<R'$,$\sum_i q_i = Q$,则

$$E_{中} = \frac{1}{\varepsilon_r} \frac{1}{4\pi\varepsilon_0} \frac{Q}{r^2} = \frac{1}{4\pi\varepsilon} \frac{Q}{r^2}$$

若 $r>R'$，$\sum_i q_i = Q$，则

$$E_{外} = \frac{1}{4\pi\varepsilon_0} \frac{Q}{r^2} = k\frac{Q}{r^2}$$

电介质中、电介质外的电场强度方向沿半径 r，若 $Q>0$ 则指向外;若 $Q<0$ 则指向球心。

$\because V_a = \int_a^\infty \boldsymbol{E} \cdot \mathrm{d}\boldsymbol{l}$

$\therefore$ 若 $r<R$，则

$$V_{内} = \int_r^R E_{内}\cos\theta \cdot \mathrm{d}r + \int_R^{R'} E_{中}\cos\theta \cdot \mathrm{d}r + \int_{R'}^\infty E_{外}\cos\theta \cdot \mathrm{d}r$$

$$= \int_R^{R'} \frac{Q}{4\pi\varepsilon} \frac{1}{r^2}\mathrm{d}r + \int_{R'}^\infty \frac{Q}{4\pi\varepsilon_0} \frac{1}{r^2}\mathrm{d}r = \frac{Q}{4\pi\varepsilon}\left(\frac{1}{R} + \frac{\varepsilon_r - 1}{R'}\right)$$

若 $R<r<R'$，则

$$V_{中} = \int_r^{R'} E_{中}\cos\theta \cdot \mathrm{d}r + \int_{R'}^\infty E_{外}\cos\theta \cdot \mathrm{d}r$$

$$= \int_r^{R'} \frac{Q}{4\pi\varepsilon} \frac{1}{r^2}\mathrm{d}r + \int_{R'}^\infty \frac{Q}{4\pi\varepsilon_0} \frac{1}{r^2}\mathrm{d}r = \frac{Q}{4\pi\varepsilon}\left(\frac{1}{r} + \frac{\varepsilon_r - 1}{R'}\right)$$

若 $r>R'$，则

$$V_{外} = \int_r^\infty E_{外}\cos\theta \cdot \mathrm{d}r = \int_r^\infty \frac{Q}{4\pi\varepsilon_0} \frac{1}{r^2}\mathrm{d}r = \frac{1}{4\pi\varepsilon_0} \frac{Q}{r}$$

（2）$\because E_{内} = 0$

$\therefore$ 金属球为一个等势体，且

$$V = \frac{Q}{4\pi\varepsilon}\left(\frac{1}{R} + \frac{\varepsilon_r - 1}{R'}\right)$$

（3）$\because W = \int_V \omega_e \mathrm{d}V$，$\omega_e = \frac{1}{2}\varepsilon E^2$，$\mathrm{d}V = 4\pi r^2 \mathrm{d}r$

$$W = \int_R^{R'} \frac{1}{2}\varepsilon\left(\frac{Q}{4\pi\varepsilon r^2}\right)^2 \cdot 4\pi r^2 \mathrm{d}r$$

$$= \int_R^{R'} \frac{Q^2}{8\pi\varepsilon} \frac{1}{r^2}\mathrm{d}r = \frac{Q^2}{8\pi\varepsilon}\left(\frac{1}{R} - \frac{1}{R'}\right) = \frac{Q^2}{8\pi\varepsilon} \frac{R' - R}{RR'}$$

四、自我评估题

7-1 根据点电荷的概念，以下说法正确的是
  A. 当两个带电体的形状对它们之间相互作用力的影响可以忽略时，这两个带电体可看作点电荷
  B. 只有体积很小的带电体才能看作点电荷
  C. 体积很大的带电体一定不能看作点电荷
  D. 对于任何带电球体，总可以把它看作电荷全部集中在球心的点电荷
  E. 只有体积很小且带电量很少的带电体才能看作点电荷

（A）

分析:在研究两个带电体的相互作用时,如果带电体的线度比它们之间的距离小得多,则可以把带电体所带电量看成是集中在一点上,这样的带电体就是点电荷。

7-2　下列说法正确的是

A. 匀强电场中各处的电场强度相等,电势也相等

B. 等势线各点电势相等,电场强度也相等

C. 沿电场线方向电势一定越来越低

D. 电势降低的方向就是电场线的方向

E. 电场强度大的地方,电势一定高;电场强度小的地方,电势一定低

（C）

分析:在两个带等量异号的无限大均匀带电平行板间是匀强电场,但各点电势是不等的,所以A不对;电偶极子的等势线（中垂线）上各点场强不等,所以B不对;沿等势面垂直方向电势降低,为电场线方向,而沿其他方向,电势也降低,但不是电场线方向,所以D也不对;带电金属球内场强为零,电势并不比别的地方低,所以E也不对。

7-3　下列关于匀强电场中场强和电势的关系,正确的说法是

A. 在相同距离上的两点,电势差大的其场强也必定大

B. 场强在数值上等于每单位距离上的电势降落

C. 沿着电场线方向,任何相同距离上的电势降落必定相等

D. 电势降低的方向必定是电场强度的方向

E. 同一电场线上任意两点的场强和电势都一样

（C）

分析:根据场强和电势的关系 $E = -\dfrac{\mathrm{d}V}{\mathrm{d}n}\boldsymbol{n}_0$ 知答案为C。场强在数值上应该等于在电场方向上每单位距离上的电势降落,所以A、B不对;从一个高电势等势面到达一个低电势等势面有很多路径（方向）,但不是每个方向都是电场强度的方向,所以D不对;匀强电场中同一电场线上任意两点的场强都一样,但是等势面和电场线是处处正交的,电场线上不同的点对应不同的等势面,所以E也不对。

7-4　两个相同的金属小球(可视为点电荷)相距为r,带有同种异量电荷,电荷间相互作用力大小为F,若将它们接触后放回原来的位置,这时的相互作用力大小为F',则

A. F'一定大于F　　　　B. F'一定小于F　　　　C. F'等于F

D. F'等于$2F$　　　　E. 不能确定

（A）

分析:设两小球带电量分别为Q和q,且$Q \neq q$,电荷间相互作用力大小为F,$F = k\dfrac{Qq}{r^2}$,接触后放回原处,两小球带电量均为$\dfrac{Q+q}{2}$,$F' = k\dfrac{(Q+r)^2}{4r^2}$,经过数学运算:$\dfrac{(Q+q)^2}{4} - Qq = \dfrac{(Q-q)^2}{4} > 0$。因此,答案为A,$F'$一定大于$F$。

7-5　点电荷的电势能与它所在电场的位置以及场强分布有关,同时还与_____有关。

（自身所带电量）

7-6　把点电荷Q分成q和$Q-q$两部分,并且相隔一定的距离r。若使两部分电荷间有最大的斥力,则Q/q比值为_____,最大斥力为_____。

$$\left(2:1; F = \dfrac{Q^2}{16\pi\varepsilon_0 r^2}\right)$$

分析：$F = \dfrac{q(Q-q)}{4\pi\varepsilon_0 r^2} = \dfrac{\dfrac{Q^2}{4} - \left(q - \dfrac{Q}{2}\right)^2}{4\pi\varepsilon_0 r^2}$，要 F 最大，需要 $q - \dfrac{Q}{2} = 0$，即 $q = \dfrac{Q}{2}$，也就是要把点电荷 Q 分成相等的两部分。另，要 F 最大，就要求 $q(Q-q) = qQ - q^2$ 有最大值，按高等数学分析，当 $qQ - q^2$ 的一级导数为零时求得的 q 值可以使 $qQ - q^2$ 有极大值，照此方法同样得到 $q = \dfrac{Q}{2}$ 时 $F = \dfrac{Q^2}{16\pi\varepsilon_0 r^2}$。

7-7　在一边长为 a 的正三角形的三个顶角上各放置一个带电量为 $+q$ 的点电荷,则正三角形中心位置的电场强度大小为_____。

（0）

分析：利用正三角形的几何对称性易得。

7-8　试利用高斯定理证明电场线不能在没有电荷的地方中断。

分析：可以用反证法。假定电场线在空间中某点中断。则以此点为中心,选取一个半径足够小的球面作为高斯面,则穿过此高斯面的电通量一定不为零,这与球面内没有电荷矛盾。

7-9　若电量 Q 均匀地分布在半径为 R 的球体内,此时球内的静电场能量与球外的静电场能量之比为_____。

（5∶1）

分析：用高斯定理可得球内、外的电场强度为：$E_{内} = \dfrac{Qr}{4\pi\varepsilon_0 R^3} = k\dfrac{Qr}{R^3}$、$E_{外} = \dfrac{Q}{4\pi\varepsilon_0 r^2} = k\dfrac{Q}{r^2}$，球内、外的静电场的能量密度为：$\omega_{e内} = \dfrac{1}{2}\varepsilon_0 k^2 \dfrac{Q^2 r^2}{R^6}$、$\omega_{e外} = \dfrac{1}{2}\varepsilon_0 k^2 \dfrac{Q^2}{r^4}$，$\mathrm{d}V = 4\pi r^2 \mathrm{d}r$，得

$$W_{内} = \int_0^R \frac{1}{2}\varepsilon_0 k^2 \frac{Q^2 r^2}{R^6} \cdot 4\pi r^2 \mathrm{d}r = 2\pi\varepsilon_0 k^2 Q^2 \cdot \frac{5}{R}$$

$$W_{外} = \int_R^{\infty} \frac{1}{2}\varepsilon_0 k^2 \frac{Q^2}{r^4} \cdot 4\pi r^2 \mathrm{d}r = 2\pi\varepsilon_0 k^2 Q^2 \cdot \frac{1}{R}$$

$\therefore$　$W_{内}/W_{外} = 5∶1$

7-10　当单位面积上的电偶极矩都相同时,电偶层在空间某点所产生的电势的大小除层矩外只取决于电偶层对该点所张_____的大小。

（立体角）

分析：由 $V = \iint_S \mathrm{d}V = \iint k\tau \mathrm{d}\Omega = k\tau\Omega$ 可知。

7-11　半径为 R 的球面均匀带电,总电量为 Q,求其内任意一点 B 与其外任意一点 A 的电势。

$$\left(V_B = k\frac{Q}{R}, V_A = k\frac{Q}{r_A}\right)$$

7-12　真空中有边长为 a 的立方体,其每个顶角上各放置一个带电量为 $+q$ 的点电荷,则空间中电势最小的位置应该在_____。

（无穷远处）

分析：有限处任意一点的电势都不可能是最小的。如果电势最小点存在,则以此点为中心,做一个半径足够小的球面为高斯面,则此高斯面上所有点的电势都不小于圆心,根据电场和电势的关系,可知电场线从任何一个方向穿入高斯面,则高斯面内必定包围着负电荷,这与题目条件相矛盾。

7-13　一半径为 R 的均匀带电圆盘,其电荷面密度为 σ。则其轴线上距离盘心 R 处的电势为_____。

$$\left(\frac{(\sqrt{2}-1)R\sigma}{2\varepsilon_0}\right)$$

分析:可将圆盘看成一系列同心圆环,每个圆环在所在位置的电势为 $\dfrac{2\pi r\sigma}{4\pi\varepsilon_0\sqrt{r^2+R^2}}dr$,对所有

圆环的贡献积分可得。

7-14 以电偶极子($p=q_0l$)的中心为圆心,以 r 为半径($r\gg l$)作一个圆(图7-7)。求在圆周上将正电荷 q 由 A 移到 B,电偶极子的电场力做功为何?

$$\left(A=-2k\frac{pq}{r^2}\right)$$

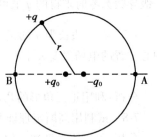

图7-7 自我评估题7-14

7-15 试求两无限长均匀带电直导线(直导线半径分别为 R_1 与 R_2)间的电势差。(设电荷线密度为 λ。)

$$\left(U_{12}=V_1-V_2=\frac{\lambda}{2\pi\varepsilon_0}\ln\frac{R_2}{R_1}\right)$$

7-16 如图7-8所示,平行板电容器的极板面积为 S,间距为 d。将电容器接在电源上,插入 $d/2$ 厚的均匀电介质板,其相对电容率为 ε_r。试问电容器内介质内、外场强之比是多少?它们和未插入介质之前的场强之比又各是多少?

$$\left(\frac{E_内}{E_外}=\frac{1}{\varepsilon_r};\frac{E_内}{E_0}=\frac{2}{1+\varepsilon_r};\frac{E_外}{E_0}=\frac{2\varepsilon_r}{1+\varepsilon_r}\right)$$

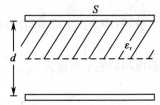

图7-8 自我评估题7-16

7-17 有一电容为 C_1 的平行板电容器,其两极板间电压为 V,现将其与另一电容为 C_2 的电容器连接组成一个回路,则当回路达到静电平衡时,电容器 C_1 两极板间的电压变为多少?

$$\left(\frac{C_1}{C_1+C_2}V\right)$$

分析:两个电容器极板间的电势差应该相等,而带电量应当等于只有一个电容器是极板上的带电量。

7-18 某神经纤维长 0.1m,直径为 10^{-4}m,膜内、外电势差为 -90mV。由于化学作用,膜内钠离子以每小时 1.08×10^{-3} mol·m^{-2} 的速度向外流。试计算每小时使Na$^+$外流克服电场力所做的功。

$$(A=2.94\times10^{-4}\text{J})$$

7-19 神经细胞膜内、外侧的液体都是导电的电解液,细胞膜本身是很好的绝缘体,相对电容率约等于7。在静息状态下膜内、外侧各分布着一层负、正离子。今测得膜内、外两侧的电势差为 -70mV,膜的厚度为6nm。求:

(1)细胞膜中的场强。

(2)膜两侧的面电荷密度。

$$(E=1.17\times10^7\text{V}\cdot\text{m}^{-1},\text{方向由膜外侧指向膜内侧。}\ \sigma=7.23\times10^{-4}\text{C}\cdot\text{m}^{-2})$$

(张少良)

第八章 ｜ 恒定电流的磁场 生物磁效应

一、本章内容提要

1. 电流密度

$$J = \lim_{\Delta S \to 0} \frac{\Delta I}{\Delta S} = \frac{\mathrm{d}I}{\mathrm{d}S} \tag{8-1}$$

单位为 $A \cdot m^{-2}$，电流密度 J 是矢量，其方向与该点场强 E 的方向一致。金属导体中的电流密度

$$J = \lim_{\Delta S \to 0} \frac{\Delta I}{\Delta S} = Zen\bar{v} = \rho_e \bar{v} \tag{8-2}$$

式中 n 为电子密度，$\rho_e = Zen$ 表示导体中自由电荷的体密度，$\bar{v}$ 为电子漂移的平均速度，沿着场强 E 的反方向。

2. 欧姆定律的微分形式

$$J = \frac{E}{\rho} = \gamma E \tag{8-3}$$

$\gamma = \dfrac{1}{\rho}$ 为电导率，单位为西门子每米（$S \cdot m^{-1}$）

3. **磁感应强度** 描述磁场强弱和方向的物理量，它可由运动电荷在磁场中某点所受到的磁场力来定义，$B = \dfrac{F_m}{q_0 v}$，磁感应强度的单位是特斯拉（T）。

B 是矢量，方向由右手螺旋法则来确定。右手拇指与其余四指垂直，先将四指的指向与 F_m 方向相同，再使其向 v 的方向弯曲，这时拇指的指向就是磁感应强度 B 的方向。

4. **磁通量** 通过磁场中某一曲面的磁感应线数，称为通过该曲面的磁通量，用 Φ 表示，

$$\Phi = \iint_S \mathrm{d}\Phi = \iint_S B \cdot \mathrm{d}S = \iint_S B\cos\theta \mathrm{d}S \tag{8-4}$$

磁通量单位为韦伯（Wb）。

磁场中的高斯定理：由于磁感应线是一些无头无尾的闭合曲线，故此，穿入任一闭合曲面的磁感应线数（规定为负的磁通量）必等于穿出该曲面的磁感应线数（规定为正的磁通量）。所以，通过磁场中任一闭合曲面的总磁通量为零。

$$\oiint_S \boldsymbol{B} \cdot \mathrm{d}\boldsymbol{S} = \oiint_S B\cos\theta \mathrm{d}S = 0 \tag{8-5}$$

它反映了磁场是无源场、涡旋场。

5. **毕奥-萨伐尔定律** 电流元 $I\mathrm{d}l$ 在空间某点处产生的磁感应强度 $\mathrm{d}B$ 为

矢量式：
$$\mathrm{d}\boldsymbol{B} = \frac{\mu_0}{4\pi} \frac{I\mathrm{d}\boldsymbol{l} \times \boldsymbol{e}_r}{r^2} \tag{8-6}$$

标量式： $$dB = \frac{\mu_0}{4\pi} \frac{Idl\sin\theta}{r^2} \tag{8-7}$$

d**B** 的方向垂直于 Idl 和 r 所在的平面,由右手螺旋法则确定,即右手弯曲的四指由 Idl 的方向沿小于 π 的 θ 角转向 r 的方向,则拇指的指向就是 d**B** 的方向。e_r 表示 r 方向上的单位矢量。

（1）载流长直导线外任一点 P 的磁场

$$B = \frac{\mu_0}{4\pi} \int_{\theta_1}^{\theta_2} \frac{I\sin\theta d\theta}{r_0} = \frac{\mu_0 I}{4\pi r_0} (\cos\theta_1 - \cos\theta_2) \tag{8-8}$$

若导线为无限长 $B = \frac{\mu_0 I}{2\pi r_0}$

（2）载流圆线圈轴线上任意点 P 的磁场

$$B = \frac{\mu_0 I R^2}{2r^3} = \frac{\mu_0}{2} \frac{R^2 I}{(R^2 + r_0^2)^{3/2}} \tag{8-9}$$

在圆心处 $B = \frac{\mu_0 I}{2R}$

当 $r \gg R$ 时 $r_0 \approx r, B = \frac{\mu_0 R^2 I}{2r^3}$

（3）载流直螺线管内部的磁场

$$B = \int_{\beta_1}^{\beta_2} -\frac{\mu_0}{2} nI\sin\beta d\beta = \frac{\mu_0}{2} nI(\cos\beta_2 - \cos\beta_1) \tag{8-10}$$

若螺线管为无限长

$$B = \mu_0 nI$$

6. 安培环路定理 在真空的恒定磁场中,磁感应强度 **B** 沿任意闭合路径的线积分等于此闭合路径所包围的电流的代数和与真空磁导率的乘积,即

$$\oint_L \boldsymbol{B} \cdot d\boldsymbol{l} = \oint_L B\cos\theta dl = \mu_0 \sum I \tag{8-11}$$

电流的方向与积分回路的绕行方向符合右手螺旋关系时电流为正,反之为负。

7. 洛伦兹力 运动电荷在磁场中会受到磁场力的作用称为洛伦兹力

$$\boldsymbol{F} = q\boldsymbol{v} \times \boldsymbol{B} \tag{8-12}$$

洛伦兹力的方向可以由右手螺旋法则来判定,即将右手四指的指向由 v 的方向沿着小于 π 的一侧向 **B** 的方向弯曲,则拇指的指向就是 **F** 的方向。若 θ 为电荷速度方向与磁感应强度的夹角,洛伦兹力的大小为

$$F = qvB\sin\theta \tag{8-13}$$

8. 安培力 磁场 **B** 电流元 Idl 的作用力

$$d\boldsymbol{F} = Id\boldsymbol{l} \times \boldsymbol{B} \tag{8-14}$$

方向由右手螺旋法则确定,即右手的四指由电流强度 I 的方向沿着小于 π 的角度转向磁感应强度 B 的方向,这时拇指的指向就是安培力 dF 的方向。若 θ 为电流方向与磁感应强度的夹角,电流元 Idl 在磁场中受到的安培力为

$$dF = IB\sin\theta dl \tag{8-15}$$

9. N 匝线圈的磁矩

$$\boldsymbol{p}_m = NIS \tag{8-16}$$

磁矩单位为 $A \cdot m^2$。线圈磁矩是矢量,它的方向与电流方向满足右手螺旋关系,即右手四指为电流的方向则右手拇指的方向则为磁矩的方向,该方向定义为线圈面积 S 的法线方向。

10. 载流线圈所受磁力矩

$$M = p_m \times B \tag{8-17}$$

若磁矩方向与磁感应强度夹角为 φ,N 匝线圈受的磁力矩大小为

$$M = NIBS\sin\varphi \tag{8-18}$$

或边长为 l_1,l_2 的 N 匝矩形线圈受的磁力矩大小为

$$M = NIBl_1l_2\sin\varphi \tag{8-19}$$

11. 霍尔效应　在均匀磁场 B 中放入通有电流 I 的导体或半导体薄片,使薄片平面垂直于磁场方向,这时在薄片的两侧产生一个电势差,这种现象称为霍尔效应(Hall effect),产生的电势差称为霍尔电势差。

霍尔电势差为

$$U_{ab} = K\frac{IB}{d} \tag{8-20}$$

$K = \dfrac{1}{nq}$ 称为霍尔系数。

12. 生物磁现象和磁场的生物效应

(1)生物磁现象:生物电现象的同时必然有生物磁现象的产生。在外界因素的刺激下,生物机体的某些部位可产生一定的诱发电位,同时产生一定的诱发磁场,这种诱发的磁信号也是生物磁场。生物磁场图有心磁图、脑磁图、肺磁图等。

(2)磁场的生物效应:磁场对生命机体的活动及其生理、生化过程有一定影响。

二、解题指导——典型例题

[例 8-1]　氢原子处于基态时,它的电子可看作是在半径 $a = 5.2 \times 10^{-11}$ m 的轨道上作匀速圆周运动的质点,速率 $v = 2.2 \times 10^6$ m·s^{-1}。求电子在轨道中心所产生的磁感应强度和电子磁矩的值。

解:电子绕行一周,等效电流的大小为 $I = \dfrac{e}{T} = \dfrac{e}{2\pi a/v}$。

如图 8-1 所示,假设电子沿逆时针方向运动,因而电流的方向为顺时针方向,则电子轨道中心产生的磁感应强度为

$$B = \frac{\mu_0 I}{2a} = \frac{\mu_0 ev}{4\pi a^2} = 13.0\text{T}$$

方向垂直纸面向里。电子磁矩的大小为

$$p_m = IS = \frac{e}{T}\pi a^2 = \frac{eva}{2} = 9.2 \times 10^{-24} \text{A} \cdot \text{m}^2$$

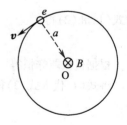

图 8-1　例 8-1

方向也是垂直纸面向里。

[例 8-2]　一根无限长的直导线,如图 8-2 所示,通有电流 I,中部一段弯成圆弧形,求图中 P 点磁感应强度的大小。

解:圆弧形 BC 在 P 点产生的磁感应强度 B_1 的大小为

$$B_1 = \frac{\mu_0}{4\pi} \int \frac{Idl}{r^2} = \frac{\mu_0}{4\pi} \int_0^{\frac{2\pi}{3}} \frac{IRd\theta}{R^2} = \frac{\mu_0 I}{6R} \text{ 方向垂直纸面向里。}$$

图 8-2 例 8-2

载流长直导线 AB 在 P 点产生的磁感应强度 B_2 的大小

$$B_2 = \frac{\mu_0 I}{4\pi d}(\cos\theta_1 - \cos\theta_2) = \frac{\mu_0 I}{4\pi d}\left(\cos 0 - \cos\frac{\pi}{6}\right)$$

$$d = R\cos 60° = \frac{R}{2}$$

$$\therefore \quad B_2 = \frac{\mu_0 I}{2\pi R}\left(1 - \frac{\sqrt{3}}{2}\right) \text{方向垂直纸面向里。}$$

载流长直导线 CD 在 P 点产生的磁感应强度 B_3 的大小

$$B_3 = \frac{\mu_0 I}{4\pi d}(\cos\theta_1 - \cos\theta_2) = \frac{\mu_0 I}{4\pi d}\left(\cos\frac{5\pi}{6} - \cos\pi\right)$$

$$\therefore \quad B_3 = \frac{\mu_0 I}{2\pi R}\left(1 - \frac{\sqrt{3}}{2}\right) = \frac{\mu_0 I}{2\pi R}\left(1 - \frac{\sqrt{3}}{2}\right) \text{方向垂直纸面向里。}$$

P 点产生的磁感应强度为：$B = B_1 + B_2 + B_3 = 0.21\dfrac{\mu_0 I}{R}$ 方向垂直纸面向里。

[例 8-3] 一段导线弯成如图 8-3 所示的形状，它的质量 $m = 10\text{g}$，上面水平一段长 $l = 20\text{cm}$，处在 $B = 0.1\text{T}$ 方向垂直纸面向里的匀强磁场中，导线下面两端分别插在两个浅水银槽中，使这段导线、电源和电键组成回路。当电键 K 接通，导线从水银槽中跳出，跳起的高度 $h = 5.0\text{cm}$，求通过导线的电量。

图 8-3 例 8-3

解：设导线中瞬间电流为 i，此时导线受力 $F = Bil$，在电键接通瞬间，安培力的冲量为

$$\int_0^t F dt = \int_0^t Bil dt = Bl \int_0^t i dt = Blq \tag{1}$$

由于 t 极短，重力的冲量可忽略，由动量定理

$$\int_0^t F dt = mv - 0 \tag{2}$$

由式（1）和（2）得

$$Blq = mv \tag{3}$$

根据机械能守恒得 $\qquad v = \sqrt{2gh}$ \tag{4}

将式（4）代入式（3）得

$$q = \frac{m}{lB}\sqrt{2gh} = 0.5(\text{C})$$

通过导线的电量为 0.5（C）

[例 8-4] 一长直导线载有电流 50A，离导线 5.0cm 处有一电子以 $1.0\times10^7\text{m}\cdot\text{s}^{-1}$ 运动，求下列情况作用于电子上的洛伦兹力：

（1）电子的速度方向平行于导线。

（2）电子的速度方向垂直于导线并指向导线。

（3）设电子的速度方向垂直于导线和电子所构成的平面。

解：由洛伦兹力 $F = qv \times B = -ev \times B$

（1）电子的速度方向平行于导线

$$F = qvB\sin\frac{\pi}{2} = \frac{\mu_0 evI}{2\pi r} = \frac{4\pi \times 10^{-7} \times 1.6 \times 10^{-19} \times 1.0 \times 10^7 \times 50}{2\pi \times 5.0 \times 10^{-2}}$$

$$= 3.2 \times 10^{-16}(\text{N})$$

F 方向垂直背向导线或垂直指向导线。

（2）v 与 B 垂直时,洛伦兹力大小同上,方向平行于直导线,指向与电流相同。

（3）v 与 B 平行时,洛伦兹力为零。

三、思考题与习题解答

8-1　北京正负电子对撞机的储存环是周长为 240m 的近似圆形轨道,当环中电子流强度为 8mA 时,在整个环中有多少电子在运行? 已知电子的速率接近光速。

解：$I = \dfrac{Ne}{l/c} = \dfrac{Nec}{l}$,有 $N = \dfrac{Il}{ec} = 4 \times 10^{10}$ 个电子在运行。

8-2　电流元在它周围任意一点都产生磁场吗?

答：毕奥-萨伐尔定律给出任一电流元在空间任意一点所产生的磁感应强度大小为

$$dB = \frac{\mu_0}{4\pi} \frac{Idl\sin\theta}{r^2}$$

在电流元轴线上各点,$\theta = 0$ 或 π,磁感应强度为零。故电流元在其轴线上各点不产生磁场。

8-3　一个半径为 0.2m,阻值 200Ω 的圆形电流回路连着 12V 的电压,回路中心的磁感应强度是多少?

解：回路中心即圆心处的磁感应强度是

$$B = \frac{\mu_0 I}{2R} = \frac{4\pi \times 10^{-7} \times \dfrac{12}{200}}{2 \times 0.2} = 1.9 \times 10^{-7}(\text{T})$$

回路中心的磁感应强度 $B = 1.9 \times 10^{-7}(\text{T})$

8-4　一无限长直导线通有 $I = 15$A 的电流,把它放在 $B = 0.05$T 的外磁场中,并使导线与外磁场正交,试求合磁场为零的点至导线的距离。

解：设 r_x 处长直导线电流产生的磁场:

$$B_1 = \frac{\mu_0 I}{2\pi r_x} \quad \text{方向与外磁场 } B_2 \text{ 相反}$$

依题意：$\sum B = B_1 + B_2 = 0$

$$\frac{\mu_0 I}{2\pi r_x} - 0.05 = 0$$

$$\frac{4\pi \times 10^{-7} \times 15}{2\pi \times r_x} - 0.05 = 0$$

$$r_x = 6.0 \times 10^{-5}(\text{m})$$

合磁场为零的点至导线的距离为 6.0×10^{-5}m

8-5　在图 8-4 中求:

（1）如图（a）所示,半圆 C 处的磁感应强度是多少?

（2）如图（b）所示,总电流分成两个相等的分电流时,圆心 C 处的磁感应强度是多少?

解:（1）在图 8-4(a)中 C 处的磁感强度由三部分组成,两直线和半圆的磁感应之和。两直线的延长线过圆心 C,所以 $B_1 = B_2 = 0$,半圆在 C 处的磁场设为 B_3

$$B_3 = \frac{1}{2} \cdot \frac{\mu_0 I}{2a} = \frac{\mu_0 I}{4a}$$

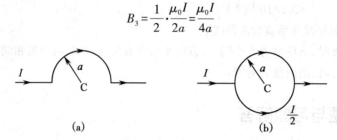

图 8-4　习题 8-5

（2）两个半圆产生的磁感应强度方向相反

$$B_1 = \frac{1}{2} \cdot \frac{\mu_0 I}{2a} \qquad B_2 = -\frac{1}{2} \cdot \frac{\mu_0 I}{2a}$$

两直线的延长线过 C 点　$B_3 = 0$

$$\therefore \sum B = B_1 + B_2 + B_3 = 0$$

8-6　一根载有电流 I 的导线由三部分组成,AB 部分为四分之一圆周,圆心为 O,半径为 a,导线其余部分伸向无限远。如图 8-5 所示,求 O 点的磁感应强度。

图 8-5　习题 8-6

解:四分之一圆与两直线在 O 点产生的磁感应强度的方向均相同,大小各为:

$$B_1 = \frac{1}{4} \cdot \frac{\mu_0 I}{2a}$$

$$B_2 = B_3 = \frac{\mu_0 I}{4\pi a}(\cos\theta_1 - \cos\theta_2) = \frac{\mu_0 I}{4\pi a}\left(\cos\frac{\pi}{2} - \cos\pi\right) = \frac{\mu_0 I}{4\pi a}$$

$$\therefore \sum B = B_1 + B_2 + B_3 = \frac{1}{4} \cdot \frac{\mu_0 I}{2a} + \frac{\mu_0 I}{4\pi a} + \frac{\mu_0 I}{4\pi a} = \frac{\mu_0 I}{2\pi a}\left(1 + \frac{\pi}{4}\right)$$

O 点的磁感应强度为 $B = \frac{\mu_0 I}{2\pi a}\left(1 + \frac{\pi}{4}\right)$

8-7　如图 8-6 所示,环绕两根通过电流为 I 的导线有四种环路,问每种情况下 $\oint B\cos\theta \mathrm{d}l$ 等于多少?

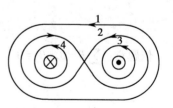

图 8-6　习题 8-7

解:安培环路定理:$\oint B\cos\theta \mathrm{d}l = \mu_0 \sum I$,如果电流的方向与积分回路的绕行方向符合右手螺旋法则,电流取正值,反之为负。

（1）对于第一种环绕方式,右侧电流符合右手螺旋法则,取正值,左侧电流取负值

$$\oint B\cos\theta \mathrm{d}l = -\mu_0 I + \mu_0 I = 0$$

（2）对于第二种环绕方式,右侧电流取正值,左侧电流取正值

$$\oint B\cos\theta \mathrm{d}l = \mu_0 I + \mu_0 I = 2\mu_0 I$$

（3）对于第三种环绕方式

$$\oint B\cos\theta \mathrm{d}l = \mu_0 I$$

（4）对于第四种环绕方式

$$\oint B\cos\theta \mathrm{d}l = -\mu_0 I$$

8-8 如图 8-7(a)所示，一载流长直导线的电流为 I，试求通过附近一矩形平面的磁通量。

解： 由于矩形平面上各点的磁感应强度不同，故计算磁通量时不能采用均匀磁场的公式 $\boldsymbol{\Phi} = \boldsymbol{B} \cdot \boldsymbol{S}$。为此可在矩形平面上取一矩形面元 $\mathrm{d}S = l\mathrm{d}x$，如图 8-7(b)所示，载流长直导线的磁场通过该面元的磁通量为

$$\mathrm{d}\boldsymbol{\Phi} = \boldsymbol{B} \cdot \mathrm{d}\boldsymbol{S} = \frac{\mu_0 I}{2\pi x} l\mathrm{d}x$$

通过矩形平面的总磁通量为

$$\boldsymbol{\Phi} = \int \mathrm{d}\boldsymbol{\Phi} = \int_{d_1}^{d_2} \frac{\mu_0 I}{2\pi x} l\mathrm{d}x = \frac{\mu_0 Il}{2\pi} \ln \frac{d_2}{d_1}$$

图 8-7 习题 8-8

8-9 有一根很长的同轴电缆由一圆柱形导体和一同轴圆筒状导体组成，圆柱的半径为 R_1，圆筒的内外半径分别为 R_2 和 R_3，如图 8-8(a)所示。在这两个导体中，载有大小相等而方向相反的电流 I，电流均匀分布在各导体的截面上。试求以下各处的磁感应强度：（1） $r < R_1$；（2） $R_1 < r < R_2$；（3） $R_2 < r < R_3$；（4） $r > R_3$。画出 $B\text{-}r$ 曲线。

解： 同轴电缆导体内的电流均匀分布，其磁场呈轴对称分布，取半径为 r 的同心圆为积分路径，$\oint_L \boldsymbol{B} \cdot \mathrm{d}\boldsymbol{l} = B \cdot 2\pi r$，利用安培环路定理 $\oint_L \boldsymbol{B} \cdot \mathrm{d}\boldsymbol{l} = \mu_0 \sum I$，可解各区域的磁感应强度。

（1） $r < R_1$ 时，有 $B_1 \cdot 2\pi r = \mu_0 \dfrac{I}{\pi R_1^2} \pi r^2$

所以

$$B_1 = \frac{\mu_0}{2\pi} \frac{I}{R_1^2} r$$

（2） $R_1 < r < R_2$ 时，有 $B_2 \cdot 2\pi r = \mu_0 I$

则

$$B_2 = \frac{\mu_0}{2\pi} \frac{I}{r}$$

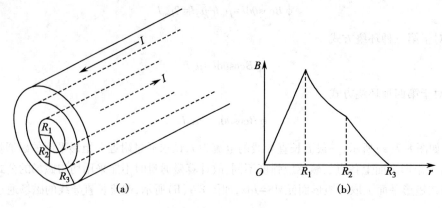

(a)　　　　　　　　　　(b)

图 8-8　习题 8-9

（3）$R_2<r<R_3$ 时,有 $B_3\cdot2\pi r=\mu_0\left[I-\dfrac{\pi(r^2-R_2^2)}{\pi(R_3^2-R_2^2)}I\right]$

则

$$B_3=\frac{\mu_0 I}{2\pi r}\cdot\frac{R_3^2-r^2}{R_3^2-R_2^2}$$

（4）$r>R_3$ 时,有 $B_4\cdot2\pi r=\mu_0(I-I)=0$

所以

$$B_4=0$$

磁感应强度 B−r 的分布曲线如图 8-8(b)所示。

8-10　无限长直线电流 I_1 与直线电流 I_2 共面,几何位置如图 8-9 所示,试求电流 I_2 受到电流 I_1 的作用力。

解:在直线电流 I_2 上取一电流元 $I_2\mathrm{d}l$,此电流元到无限长直线电流 I_1 的距离为 x,无限长直线电流 I_1 在电流元处产生的磁感应强度为

$$B=\frac{\mu_0}{2\pi}\frac{I_1}{x}$$

电流元 $I_2\mathrm{d}l$ 受到的安培力为

$$\mathrm{d}F=\frac{\mu_0}{2\pi}\frac{I_1}{x}I_2\mathrm{d}l=\frac{\mu_0}{2\pi}\frac{I_1}{x}I_2\frac{\mathrm{d}x}{\cos60°}$$

图 8-9　习题 8-10

直线电流 I_2 受到的安培力为

$$F=\int\mathrm{d}F=\int_a^b\frac{\mu_0}{2\pi}\frac{I_1}{x}I_2\frac{\mathrm{d}x}{\cos60°}=\frac{\mu_0 I_1 I_2}{\pi}\ln\frac{b}{a}$$

8-11　磁力可以用来输送导电液体,如液态金属、血液等,而不需要机械活动组件。如图 8-10 所示,是输送液态钠的管道,在管道上取长为 $l=2.0\mathrm{cm}$ 的部分加一横向磁场,其磁感应强度为 $B=1.5\mathrm{T}$,同时在垂直于磁场方向与管道方向加一电流,电流密度为 j。（1）证明在管道内 l 段液体两端产生的压强差为 $\Delta p=jlB$,此压强差将驱动液体沿管道运动;（2）要在 l 段液体两端产生 $1.0\mathrm{atm}$（$1\mathrm{atm}=101\ 325\mathrm{Pa}$）的压强差,电流密度需多大?

解:（1）沿磁场方向的管道宽度为 a,管道内 l 段内垂直流过管道内导电液体的电流 $I=jal$,磁场中导电液体受到沿管道纵向的安培力为 $F=BIb$。在管道纵向 l 段内产生的压强差

$$\Delta p = \frac{F}{S} = \frac{BIb}{ab} = \frac{Bjalb}{ab} = jlB$$

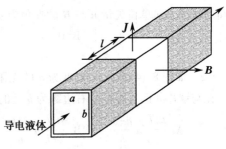

图 8-10 习题 8-11

（2）欲在 l 段两端产生 1.0atm 压强差,电流密度为

$$j = \frac{\Delta p}{Bl} = 3.38 \times 10^6 \text{A} \cdot \text{m}^{-2}$$

8-12 一铜片厚度 $d = 2.0$mm,放在 $B = 3.0$T 的匀强磁场中,已知磁场方向与铜片表面垂直,铜的载流子密度 $n = 8.4 \times 10^{22} \text{cm}^{-3}$,当铜片中通有与磁场方向垂直的电流 $I = 200$A 时,铜片两端的霍尔电势为多少?

解:铜片两端的霍尔电势:

$$U = \frac{1}{nq} \cdot \frac{IB}{d} = \frac{1}{8.4 \times 10^{22} \times 10^6 \times 1.6 \times 10^{-19}} \times \frac{2 \times 10^2 \times 3}{2 \times 10^{-3}} = 2.2 \times 10^{-5}(\text{V})$$

霍尔电势为 2.2×10^{-5}V

8-13 霍尔效应可用来测量血液的速度。其原理如图 8-11 所示,在动脉血管两侧分别安装电极并加以磁场。设血管直径是 2.0mm,磁场为 0.080T,毫伏表测出的电压为 0.10mV,血流的速度多大?

解:血流稳定时,有

$$qvB = qE$$

血流的速度为

图 8-11 习题 8-13

$$v = \frac{E}{B} = \frac{U}{\mathrm{d}B} = 0.63 \text{m} \cdot \text{s}^{-1}$$

8-14 心磁图、脑磁图、肺磁图记录的都是什么信号? 在医学诊断上有哪些应用,具有什么优点?

答:心磁图、脑磁图、肺磁图记录的都是磁场随时间变化的曲线。

心磁图方法的诊断在灵敏度和准确度方面都优于心电图,主要用于检测心脏疾病,如心肌梗死、心室动脉痛和心绞痛等;脑磁图的诊断比脑电图更准确,目前主要仍利用脑电图来确定癫痫病人的病变部位;肺磁图在诊断肺部受磁粉感染的职业病人时,它可比 X 射线发现更早。近年来肺磁学的发展又开拓了一个新领域,通过对细胞磁性的测量,可以了解细胞游动的力学情况。

四、自我评估题

8-1 如图 8-12 所示,边长为 a 的正方形线圈中通有电流 I,此线圈在 P 点产生的磁感应强度的大小为

A. 0　　　　B. $\frac{\sqrt{2}\mu_0 I}{4\pi a}$　　　　C. $\frac{\sqrt{2}\mu_0 I}{2\pi a}$　　　　D. $\frac{\sqrt{2}\mu_0 I}{\pi a}$　　　　E. $\frac{\mu_0 I}{4\pi a}$

（B）

8-2 如图 8-13 所示,在磁感应强度为 B 均匀磁场中作一半径为 R 的半球面 S,S 边线所在的

平面的法线方向单位矢量 $\boldsymbol{n}$ 与 $\boldsymbol{B}$ 的夹角为 α，则通过此半球面 S 的磁通量为

A. $\pi R^2 B$ 　　　B. 0 　　　C. $\pi R^2 B\cos\alpha$ 　　D. $-\pi R^2 B\cos\alpha$ 　　E. $\pi R^2 B\sin\alpha$

（D）

8-3　如图 8-14 所示，一宽度为 a 的无限长铜片，厚度不计，通有电流 I，电流在铜片上均匀分布。在与铜片共面且距铜片右边缘为 b 处的 P 点的磁感应强度的大小为

A. $\dfrac{\mu_0 I}{2\pi a}ln\dfrac{a+b}{b}$ 　　B. $\dfrac{\mu_0 I}{2\pi b}ln\dfrac{a+b}{b}$ 　　C. $\dfrac{\mu_0 I}{2\pi(a+b)}$ 　　D. $\dfrac{\mu_0 I}{2\pi\left(\dfrac{a}{2}+b\right)}$ 　　E. $\dfrac{\mu_0 I}{4\pi a}ln\dfrac{a+b}{b}$

（A）

图 8-12　自我评估题 8-1

图 8-13　自我评估题 8-2

图 8-14　自我评估题 8-3

8-4　如图 8-15 所示，在一圆形电流 I 所在的平面内，选取一个同心圆形闭合回路 L，则由安培回路定理可知

A. $\oint_L \boldsymbol{B}\cdot \mathrm{d}l=0$，且环路上任意一点 $\mathrm{B}=0$

B. $\oint_L \boldsymbol{B}\cdot \mathrm{d}l=0$，且环路上任意一点 $\mathrm{B}\neq 0$

C. $\oint_L \boldsymbol{B}\cdot \mathrm{d}l\neq 0$，且环路上任意一点 $\mathrm{B}\neq 0$

D. $\oint_L \boldsymbol{B}\cdot \mathrm{d}l\neq 0$，且环路上任意一点 $\mathrm{B}=$常量

E. $\oint_L \boldsymbol{B}\cdot \mathrm{d}l=\mu_0 I$，且环路上任意一点 $\mathrm{B}\neq 0$

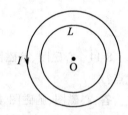

图 8-15　自我评估题 8-4

8-5　一电子以速度 v 在半径为 R 的圆周上作匀速圆周运动，它的磁矩为

A. 0 　　　B. $\dfrac{1}{2}ev^2$ 　　　C. $\dfrac{1}{2}evR$ 　　　D. $\dfrac{1}{2}evR^2$ 　　　E. $\dfrac{1}{4}evR$

（C）

8-6　一载流导线弯成如图 8-16 所示形状，其中 AB 为一段四分之一圆弧，AC 和 BD 为直线并延伸到无限远，导线中通有恒定电流 I。则圆心 O 点的磁感应强度 $B=$ _____，其方向 _____。

$$\left[\dfrac{\mu_0 I}{4R}\left(\dfrac{1}{\pi}+\dfrac{1}{2}\right),垂直纸面向里\right]$$

8-7　如图 8-17 所示，在一根通有电流 I 的直导线旁，与之共面地放着一个长、宽各为 a 和 b 的矩形线框，线框的长边与载流长直导线平行，在此情形中，求线框内的磁通量 $\varPhi=$ _____。

$$\left(\dfrac{\mu_0 Ia}{2\pi}ln2\right)$$

图 8-16　自我评估题 8-6

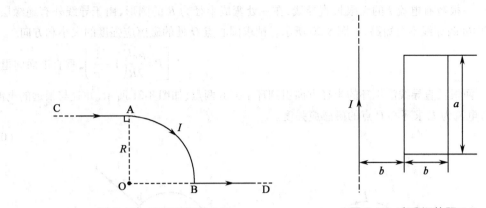

图 8-17　自我评估题 8-7

8-8　如图 8-18 所示,半径为 R 的半圆形线圈中通有电流 I,线圈处在与线圈平面平行向右的均匀磁场 B 中,线圈所受磁力矩的大小为＿＿＿＿＿＿,方向为＿＿＿＿＿＿。

$$\left(\frac{\pi R^2 IB}{2},\text{图面中向上}\right)$$

8-9　氢原子中,电子绕原子核在半径为 r 的圆周上运动,如果外加一个磁感应强度为 B 的磁场(B 的方向与圆轨道平面平行),那么,氢原子受到磁场作用的磁力矩的大小 $M=$＿＿＿＿＿＿。(设电子质量为 m_e,电子电荷为 e)。

$$\left(\frac{Be^2}{4}\sqrt{\frac{r}{\pi\varepsilon_0 m_e}}\right)$$

8-10　如图 8-19 所示,电流 $I=20\text{A}$,流过半径 $R=0.050\text{m}$ 的金属薄圆筒,再经由圆筒轴线外的细导线流回来,细导线的半径为 $1.0\times10^{-3}\text{m}$,筒的长度为 $l=20\text{m}$,求:

(1) 筒中离轴线 0.020m 处 P 点的 B 值。　($2.0\times10^{-4}T$)

(2) 筒外离轴线 0.10m 处 Q 点的 B 值。　($B=0$)

图 8-18　自我评估题 8-8

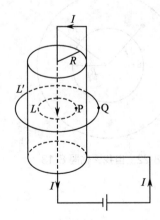

图 8-19　自我评估题 8-10

8-11　一根载有电流 I 的无限长直导线,在一处弯成半径为 R 的圆形,由于导线外有绝缘层,因此在弯曲处两导线不会短路,如图 8-20 所示。试求圆心点 O 处的磁感应强度的大小和方向。

$$\left[B=\frac{\mu_0 I}{2R}\left(1-\frac{1}{\pi}\right),\text{垂直纸面向里}\right]$$

8-12　两根长直导线沿铜环的半径方向引到环上 a、b 两点,如图 8-21 所示,并且与很远的电源相连,电源电流为 I,求环心 O 点的磁感应强度。

$$(0)$$

图 8-20　自我评估题 8-11

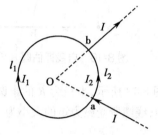

图 8-21　自我评估题 8-12

8-13　如图 8-22 所示的空心柱形导体,半径为 R_1 和 R_2,导体内载有电流 I,设电流均匀分布在导体的横截面上。求导体内部各点($R_1<r<R_2$)的磁感应强度。

$$\left[\frac{\mu_0 I}{2\pi(R_2^2-R_1^2)}\cdot\frac{r^2-R_1^2}{r}\right]$$

8-14　如图 8-23 所示,载流导线段 ab 与长直导线 I_1 共面,ab 段长为 l,通有电流 I_2,方向与 I_1 垂直。a 端与 I_1 的距离为 d。求导线 ab 所受磁场的作用力。

$$\left(F=\frac{\mu_0 I_1 I_2}{2\pi}\ln\frac{d+l}{d}\right)$$

图 8-22　自我评估题 8-13

图 8-23　自我评估题 8-14

（刘东华）

第九章 | 电磁感应 电磁波

一、本章内容提要

1. 法拉第电磁感应定律

（1）感应电流和感应电动势：当穿过闭合导体回路的磁通量发生变化时，回路中就产生电流，这种电流称为感应电流。由于磁通量变化而引起的电动势，称为感应电动势。

（2）法拉第电磁感应定律：导体回路中感应电动势 ε_i 的大小与穿过回路所包围面积的磁通量对时间的变化率 $\mathrm{d}\Phi/\mathrm{d}t$ 成正比。

$$\varepsilon_i = -\frac{\mathrm{d}\Phi}{\mathrm{d}t} \tag{9-1}$$

式中的负号反映了感应电动势的方向。

对于 N 匝线圈，如果穿过每匝线圈的磁通量相同，均为 Φ，则

$$\varepsilon_i = -N\frac{\mathrm{d}\Phi}{\mathrm{d}t} \tag{9-2}$$

（3）楞次定律：闭合回路中产生的感应电流具有确定的方向，它总是使感应电流所产生的通过回路面积的磁通量，去补偿或者反抗引起感应电流的磁通量变化。

2. 动生电动势 感生电动势

（1）动生电动势：由于导体在磁场中运动，使导体内产生的感应电动势，称为动生电动势。

导体各部分在非匀强磁场中以不同的速度运动时产生的动生电动势为

$$\varepsilon_i = \int_L (\boldsymbol{v} \times \boldsymbol{B}) \cdot \mathrm{d}\boldsymbol{l} \tag{9-3}$$

这里线元矢量 $\mathrm{d}\boldsymbol{l}$ 的方向是任意的，当 $\mathrm{d}\boldsymbol{l}$ 与 $\boldsymbol{v} \times \boldsymbol{B}$ 方向呈锐角时，ε_i 为正，表示 ε_i 顺着 $\mathrm{d}\boldsymbol{l}$ 方向；呈钝角时，ε_i 为负，表示 ε_i 逆着 $\mathrm{d}\boldsymbol{l}$ 方向。

（2）感生电动势 感生电场：当导体在磁场中保持不动，而使穿过导体回路的磁通量发生变化时所产生的感应电动势称为感生电动势。随时间变化的磁场在其周围空间产生的电场称为感生电场。它的电场线是闭合曲线，因此感生电场又称为涡旋电场。

如果用 $\boldsymbol{E}_感$ 表示感生电场的电场强度，则它在闭合环路 L 中对单位正电荷做功可以表示为

$$\varepsilon_i = \oint_L \boldsymbol{E}_感 \cdot \mathrm{d}\boldsymbol{l} = -\int_s \frac{\partial \boldsymbol{B}}{\partial t} \cdot \mathrm{d}\boldsymbol{S} \tag{9-4}$$

（3）静电场的环路定理在非稳恒磁场条件下的推广

$$\oint_L \boldsymbol{E} \cdot \mathrm{d}\boldsymbol{l} = -\int_s \frac{\partial \boldsymbol{B}}{\partial t} \cdot \mathrm{d}\boldsymbol{S} \tag{9-5}$$

其中 $E = E_静 + E_感$。

（4）电源电动势：在电源内部，从负极到正极，非静电力对单位正电荷所做的功定义为电源的

电动势,用 ε 表示,其值为

$$\varepsilon = \frac{\mathrm{d}A}{\mathrm{d}q} = \int_{-}^{+} \boldsymbol{E}_{K} \cdot \mathrm{d}l \tag{9-6}$$

式中 $\boldsymbol{E}_{K}$ 为作用于单位正电荷的非静电力,即非静电场场强。电源电动势的大小只决定于电源本身的性质,而与外电路无关。电源电动势 ε 是标量,其单位与电势的单位相同。规定经电源内部由负极指向正极为 ε 的方向,即电动势指向电势升高的方向。

（5）闭合电路欧姆定律:在一闭合回路中,电源电动势等于在回路中的电阻上的电势降落,即电源电动势等于电流与总电阻的乘积。

$$\sum \varepsilon = I \sum R \tag{9-7}$$

3. 自感　互感　磁场能量

（1）自感电动势:由于回路中电流的变化而在回路自身中产生的感应电动势称为自感电动势。在线圈的大小和形状保持不变,并且附近不存在铁磁质的情况下,有

$$\varepsilon_{L} = -L\frac{\mathrm{d}I}{\mathrm{d}t} \tag{9-8}$$

L 为线圈的自感系数,简称自感。

（2）互感电动势:由于一个回路中的电流发生变化时在相邻的另一个回路中产生的感应电动势称为互感电动势。线圈 1 中电流所激发的磁场穿过线圈 2 的磁链为 Ψ_{21},$\Psi_{21} = M_{21}I_{1}$。在线圈的形状、大小和相对位置保持不变,而且周围不存在铁磁质的情况下,线圈 1 中的电流变化在线圈 2 中产生的感应电动势为

$$\varepsilon_{21} = -\frac{\mathrm{d}\Psi_{21}}{\mathrm{d}t} = -M_{21}\frac{\mathrm{d}I_{1}}{\mathrm{d}t} \tag{9-9}$$

线圈 2 中的电流变化在线圈 1 中产生的感应电动势为

$$\varepsilon_{12} = -M_{12}\frac{\mathrm{d}I_{2}}{\mathrm{d}t} \tag{9-10}$$

其中 $M_{12} = M_{21} = M$,M 为两线圈的互感系数,简称互感。

（3）RL 电路的暂态过程

1）通电过程

$$i = \frac{\varepsilon}{R}(1 - \mathrm{e}^{-\frac{R}{L}t}) \tag{9-11}$$

2）断电过程

$$i = \frac{\varepsilon}{R}\mathrm{e}^{-\frac{R}{L}t} \tag{9-12}$$

（4）磁场的能量

1）通电线圈的自感磁能: $\qquad W = \frac{1}{2}LI^{2}$ $\tag{9-13}$

2）通电线圈的互感磁能: $\qquad W_{21} = MI_{1}I_{2}$ $\tag{9-14}$

3）两个相邻的载流线圈所储存的总磁能:

$$W = W_{1} + W_{2} + W_{12} = \frac{1}{2}L_{1}I_{1}^{2} + \frac{1}{2}L_{2}I_{2}^{2} + MI_{1}I_{2} \tag{9-15}$$

4）磁场的能量密度: $\qquad w = \frac{1}{2\mu}B^{2} = \frac{1}{2}\mu H^{2} = \frac{1}{2}BH$ $\tag{9-16}$

5）磁场内任一体积中的磁场能量:

$$W = \int_V w\mathrm{d}V = \frac{1}{2\mu}\int_V B^2\mathrm{d}V = \frac{1}{2}\mu\int_V H^2\mathrm{d}V \tag{9-17}$$

4. 麦克斯韦方程组

（1）位移电流：通过电场中的某截面的位移电流等于通过该截面的电位移通量的时间变化率

$$I_\mathrm{d} = \frac{\mathrm{d}\Phi_D}{\mathrm{d}t} \tag{9-18}$$

（2）全电流：传导电流和位移电流之和。

（3）全电流定律：用全电流替代传导电流时的安培环路定理

$$\oint_L \boldsymbol{H}\cdot\mathrm{d}\boldsymbol{l} = \sum I = I_0 + I_\mathrm{d} = I_0 + \int_s \frac{\partial \boldsymbol{D}}{\partial t}\cdot\mathrm{d}\boldsymbol{S} \tag{9-19}$$

式中 I_0 为穿过以闭合环路 L 为边界的任意曲面的传导电流的代数和。上式反映出变化的电场和传导电流都能够在它周围空间激发磁场。

（4）麦克斯韦方程组

1）有介质存在时静电场的高斯定理：$\oint_S \boldsymbol{D}\cdot\mathrm{d}\boldsymbol{S} = \sum_{S内} q_0$ $\tag{9-20}$

2）全电场的环路定理：$\oint_L \boldsymbol{E}\cdot\mathrm{d}\boldsymbol{l} = -\int_s \frac{\partial \boldsymbol{B}}{\partial t}\cdot\mathrm{d}\boldsymbol{S}$ $\tag{9-21}$

3）磁场中的高斯定理：$\oint_S \boldsymbol{B}\cdot\mathrm{d}\boldsymbol{S} = 0$ $\tag{9-22}$

4）磁场的安培环路定理：$\oint_L \boldsymbol{H}\cdot\mathrm{d}\boldsymbol{l} = I_0 + \int_s \frac{\partial \boldsymbol{D}}{\partial t}\cdot\mathrm{d}\boldsymbol{S}$ $\tag{9-23}$

$$\boldsymbol{D} = \varepsilon_0\varepsilon_r\boldsymbol{E} \tag{9-24}$$

$$\boldsymbol{H} = \frac{1}{\mu_0\mu_r}\boldsymbol{B} \tag{9-25}$$

$$\boldsymbol{J} = \gamma\boldsymbol{E} \tag{9-26}$$

5. 电磁波

（1）电磁波：从空间某给定区域出发，由近及远、交替地激发起变化的电场和变化的磁场，以有限的速度在空间传播，称为电磁波。

（2）平面电磁波的性质。

（3）电磁波谱：电磁波谱中波长最长的是无线电波，其次是红外线、可见光、紫外线、X 射线，波长最短的是 γ 射线。

二、解题指导——典型例题

[例 9-1] 在一横截面积为 $S = 40\mathrm{cm}^2$、单位长度的匝数 $n = 50$ 匝·cm^{-1} 的空心螺绕环上绕有匝数 $N = 5$ 匝的副线圈，副线圈与一电阻组成闭合回路。设该回路的总电阻为 $R = 4.0\Omega$，求当螺绕环中的电流变化率为 $\frac{\mathrm{d}I}{\mathrm{d}t} = 20\mathrm{A}\cdot\mathrm{s}^{-1}$ 时，在副线圈中产生的感应电动势和感应电流的大小。

解：螺绕环内电流发生变化时将引起通过副线圈的磁链发生变化，从而在副线圈内产生互感电动势的大小为

$$\varepsilon = \frac{\mathrm{d}\boldsymbol{\Psi}}{\mathrm{d}t} = N\frac{\mathrm{d}(BS)}{\mathrm{d}t} = NS\frac{\mathrm{d}B}{\mathrm{d}t}$$

副线圈内的磁感应强度与螺绕环内的磁感应强度相同,均为

$$B = \mu_0 nI$$

代入上式,有

$$\varepsilon = \mu_0 nSN \frac{\mathrm{d}I}{\mathrm{d}t}$$

$$= 4\pi \times 10^{-7} \times 50 \times 10^2 \times 40 \times 10^{-4} \times 5 \times 20$$

$$= 2.5 \times 10^{-3}(\mathrm{V})$$

副线圈内的感应电流为

$$I = \frac{\varepsilon}{R} = \frac{2.5 \times 10^{-3}}{4.0} = 6.3 \times 10^{-4}(\mathrm{A})$$

[**例 9-2**]　将一长直导线和长 AD = 10cm、宽 AB = 5cm、匝数 $N = 1\,000$ 匝的矩形线圈置于同一平面内,矩形线圈的长边 AD 与长直导线平行,且与长直导线相距 $R_1 = 5$cm,如图 9-1 所示。设长直导线内通有电流 $I = 5.0$A。求:当矩形线圈以 $v = 3.0\mathrm{m \cdot s^{-1}}$ 的速度沿垂直于长直导线的方向离开长直导线时,矩形线圈内产生的感应电动势的大小和方向。

解:无限长直导线在其周围产生的磁感应强度的分布为

$$B = \frac{\mu_0 I}{2\pi r}$$

t 时刻穿过矩形线圈的磁链为

$$\Psi = N\Phi = N \int_S \boldsymbol{B} \cdot \mathrm{d}\boldsymbol{S} = N \int_{R_1+vt}^{R_2+vt} l \frac{\mu_0 I}{2\pi r} \mathrm{d}r$$

$$= \frac{\mu_0 IlN}{2\pi} \ln \frac{R_2 + vt}{R_1 + vt}$$

在 t 时刻矩形线圈内产生的感应电动势为

$$\varepsilon_t = -\frac{d\Psi}{dt} = \frac{\mu_0 IlNv(R_2 - R_1)}{2\pi(R_1 + vt)(R_2 + vt)}$$

令 $t = 0$,则线圈刚离开直导线时线圈内产生的感应电动势为

图 9-1　例 9-2

$$\varepsilon_0 = \frac{\mu_0 IlNv(R_2 - R_1)}{2\pi R_1 R_2}$$

$$= \frac{4\pi \times 10^{-7} \times 5.0 \times 0.1 \times 10^3 \times 3.0 \times (0.1 - 0.05)}{2\pi \times 0.05 \times 0.1}$$

$$= 3.0 \times 10^{-3}(\mathrm{V})$$

线圈远离直导线时,通过线圈的磁通量逐渐减小。按照楞次定律,线圈中感应电流所激发的磁场应与长直导线中的电流所激发的磁场同方向,即垂直于纸面向里。因而线圈中产生的感应电动势的方向应为顺时针方向。

[**例 9-3**]　已知半径为 $R = 0.10$m 的空心密绕螺绕环,横截面积 $S = 6$cm^2,螺绕环的匝数 $N = 250$ 匝,求:

(1)该螺绕环的自感;

(2)当线圈通有 $I = 3$A 的电流时,通过螺绕环任一横截面的磁通量和通过螺绕环的磁链。

解:(1)当螺绕环通有电流 I 时,螺绕环内的磁感应强度为

$$B = \mu_0 nI = \mu_0 \frac{N}{2\pi R} I$$

通过螺绕环任一横截面的磁通量为

$$\Phi = BS = \frac{\mu_0 INS}{2\pi R}$$

通过螺绕环的磁链为

$$\Psi = N\Phi = \frac{\mu_0 IN^2 S}{2\pi R}$$

由此得螺绕环的自感系数

$$L = \frac{\Psi}{I} = \frac{\mu_0 N^2 S}{2\pi R}$$

$$= \frac{4\pi \times 10^{-7} \times 250^2 \times 6 \times 10^{-4}}{2\pi \times 0.1} = 7.5 \times 10^{-5} (\text{H})$$

（2）$I = 3$A 时通过螺绕环的磁链为

$$\Psi = IL = 3 \times 7.5 \times 10^{-5} = 2.25 \times 10^{-4} (\text{Wb})$$

通过螺绕环任一横截面的磁通量为

$$\Phi = \frac{\Psi}{N} = \frac{2.25 \times 10^{-4}}{250} = 9.0 \times 10^{-7} (\text{Wb})$$

三、思考题与习题解答

9-1　将一条形磁铁推向一闭合线圈,线圈中将产生感应电动势。问在磁铁与线圈相对位置不变的情况下,迅速推向线圈和缓慢推向线圈所产生的感应电动势是否相同？为什么？

答:不相同。迅速推向线圈时磁通量对时间的变化率大,因而产生的感应电动势大。

9-2　一闭合圆形线圈在匀强磁场中运动,在下列情况下是否会产生感应电流？为什么？

（1）线圈沿磁场方向平移；

（2）线圈沿垂直于磁场方向平移；

（3）线圈以自身的直径为轴转动,轴与磁场方向平行；

（4）线圈以自身的直径为轴转动,轴与磁场方向垂直。

答:（1）、（2）、（3）三种情况下,通过线圈的磁通量不发生变化,因而都不会产生感应电流。第（4）种情况,通过线圈的磁通量发生变化,因而会产生感应电流。

9-3　如图 9-2 所示,一刚性导体回路处在 $B = 0.50$T 的匀强磁场中,回路平面与磁场垂直,ab 段长 $l = 0.50$m,拉动 ab 使其以 $v = 4.0$m·s^{-1} 的速度向右匀速运动,电阻 $R = 0.50\Omega$,略去摩擦阻力及导体的电阻,求:

（1）ab 内的非静电场场强 E_K；

（2）ab 内动生电动势的大小和方向；

（3）感应电流消耗在电阻 R 上的功率；

（4）拉力所做功的功率；

（5）作用在 ab 上的拉力；

（6）1s 内拉力所做的功。

图 9-2　习题 9-3

解:(1) ab 内电子受到的非静电力为洛伦兹力

$$F = evB$$

所以 ab 内的非静电场场强 E_K 大小

$$E_K = \frac{evB}{e} = vB = 4.0 \times 0.50 = 2.0 (\text{V} \cdot \text{m}^{-1})$$

方向是由 b 指向 a。

（2）由电动势的定义

$$\varepsilon = \int_b^a \boldsymbol{E}_K \cdot \mathrm{d}\boldsymbol{l} = E_K \int_b^a \mathrm{d}l = E_K l = 2.0 \times 0.5 = 1.0 (\text{V})$$

电动势的方向为由 b 指向 a,即若把导体 ab 视为电源则 a 端为正极,b 端为负极。

（3）$P_1 = \dfrac{\varepsilon^2}{R} = \dfrac{1.0^2}{0.50} = 2.0 (\text{W})$

（4）由能量守恒与转化定律,拉力所做的功应等于感应电流消耗在电阻 R 上的功率,即:$P_1 = P_2 = 2.0 (\text{W})$。

（5）由 $P = Fv$,因而作用在 ab 上的拉力为

$$F = \frac{P}{v} = \frac{2.0}{4.0} = 0.50 (\text{N})$$

（6）1 秒内拉力所做的功为

$$A = Pt = 2.0 \times 1 = 2.0 (\text{N} \cdot \text{m})$$

9-4 若两组线圈缠绕在同一圆柱上,其中任一线圈产生的磁感应线全部并均等地通过另一线圈的每一匝。设两线圈的自感分别为 L_1 和 L_2,若两线圈长度相等,证明两线圈的互感可以表示为:$M = \sqrt{L_1 L_2}$。

证明: 当线圈 L_1 中有电流 I_1 通过时,其在线圈 L_2 中产生的磁链为

$$\Psi_{21} = N_2 B_1 S = \frac{N_2 \mu_0 N_1 I_1 S}{l} = M_{21} I_1$$

$$M_{21} = \frac{\mu_0 N_1 N_2 S}{l} = \mu_0 n_1 n_2 S l$$

而长直线圈自感为

$$L_1 = \mu_0 n_1^2 S l, \quad L_2 = \mu_0 n_2^2 S l$$

所以两线圈互感为

$$M = M_{21} = \mu_0 n_2 n_1 S l = \sqrt{L_1 L_2}$$

9-5 一长直螺线管,管内充满磁导率为 μ 的磁介质。设螺线管的长为 l,截面积为 S,线圈匝数为 N。证明其自感系数 $L = \mu n^2 V$(式中 V 为螺线管的体积,n 为单位长度的螺线管匝数)。

证明:将螺线管通以电流 I,则有

$$N\Phi = NBS = LI$$

把螺线管磁感应强度公式 $B = \mu n I$ 代入上式,有

$$L = \frac{NBS}{I} = \mu n^2 S l = \mu n^2 V$$

9-6 一螺线管的自感系数为 10mH,求当通过它的电流强度为 4A 时,该螺线管所储存的磁场能量。

解:螺线管储存的磁场能量为

$$W = \frac{1}{2}LI^2 = 0.5 \times 10 \times 10^{-3} \times 4^2 = 0.08(\text{J})$$

9-7 一中空、密绕的长直螺线管,直径为1.0cm,长10cm,共1 000 匝,求:当通以1A电流时,线圈中储存的磁场能量和磁场能量密度。

解:由习题9-5,可知线圈的自感系数

$$L = \mu_0 n^2 V = \mu_0 N^2 \frac{S}{l} = \mu_0 N^2 \frac{\pi d^2}{4l}$$

$$= \frac{\pi \mu_0}{4l}(Nd)^2 = \frac{\pi \times 4\pi \times 10^{-7}}{4 \times 0.1} \times (10^3 \times 10^{-2})^2$$

$$= 9.87 \times 10^{-4}(\text{H})$$

螺线管储存的磁场能量为

$$W = \frac{1}{2}LI^2 = \frac{1}{2} \times 9.87 \times 10^{-4} \times 1^2 = 4.93 \times 10^{-4}(\text{J})$$

磁场的能量密度为

$$w = \frac{W}{V} = \frac{W \times 4}{\pi d^2 l} = \frac{4.93 \times 10^{-4} \times 4}{\pi \times (10^{-2})^2 \times 10^{-1}} = 62.8(\text{J} \cdot \text{m}^{-3})$$

9-8 将一导线弯成半径 $R = 5\text{cm}$ 的圆形环,当其中通有 $I = 40\text{A}$ 的电流时,环心处的磁场能量密度为多少?

解:环心处的磁感应强度

$$B = \frac{\mu_0 I}{2R}$$

环心处的磁场能量密度为

$$w_m = \frac{B^2}{2\mu_0} = \frac{1}{2\mu_0} \cdot \frac{\mu_0^2 I^2}{4R^2} = \frac{\mu_0 I^2}{8R^2}$$

$$= \frac{4\pi \times 10^{-7} \times 40^2}{8 \times (5 \times 10^{-2})^2} = 0.1(\text{J} \cdot \text{m}^{-3})$$

9-9 一截面为长方形的螺绕环,共有 N 匝,环内充满磁导率为 μ 的磁介质,螺绕环内径为 R_1,外径为 R_2,厚度为 h,如图9-3 所示,求此螺绕环的自感。

解:当螺绕环通有电流 I 时,由安培环路定理有

$$\oint_L \boldsymbol{H} \cdot d\boldsymbol{l} = \sum I = NI$$

由螺绕环对于中心轴线的对称性可得螺绕环内距中心轴线 r 处磁场强度处处相等,有

$$H = \frac{NI}{2\pi r}, \quad B = \mu H = \frac{\mu NI}{2\pi r}$$

图9-3 习题9-9

通过螺绕环任一截面的磁通量

$$\Phi = \int_S \boldsymbol{B} \cdot d\boldsymbol{S} = \int_{R_1}^{R_2} Bh dr = \frac{\mu NIh}{2\pi} \int_{R_1}^{R_2} \frac{1}{r} dr$$

$$= \frac{\mu NIh}{2\pi} \ln \frac{R_2}{R_1}$$

螺绕环的磁链

$$\Psi = N\Phi = \frac{\mu N^2 Ih}{2\pi}\ln\frac{R_2}{R_1}$$

由此得螺绕环的自感为

$$L = \frac{\Psi}{I} = \frac{\mu N^2 h}{2\pi}\ln\frac{R_2}{R_1}$$

9-10 什么是位移电流？比较位移电流与传导电流之间的相似和差异之处。

答: 变化的电场中,通过某一截面的电位移通量对时间的变化率定义为通过该截面的位移电流。位移电流和传导电流都能够在它们周围的空间激发磁场,但传导电流是由自由电荷的定向移动形成的,当它流经导体时会产生焦耳热,而位移电流不存在自由电荷的定向移动,因而也没有焦耳热效应。

9-11 证明平行板电容器中的位移电流可以表示为 $I_d = C\dfrac{\mathrm{d}U}{\mathrm{d}t}$,式中 C 是电容器的电容,U 是两极板间的电势差。

证明: 设电容器极板截面为 S,两极间距离为 d,则由极板 S 发出的电位移通量为

$$\Phi_D = \int_S \boldsymbol{D}\cdot\mathrm{d}\boldsymbol{S} = \varepsilon\int_S \boldsymbol{E}\cdot\mathrm{d}\boldsymbol{S} = \varepsilon ES$$

由 $U = Ed$,可得

$$\Phi_D = \frac{\varepsilon S}{d}U = CU$$

由位移电流定义可得平行板电容器中的位移电流为

$$I_d = \frac{\mathrm{d}\Phi_D}{\mathrm{d}t} = C\frac{\mathrm{d}U}{\mathrm{d}t}$$

9-12 麦克斯韦方程组包含哪几个电磁场的基本定理？指出各方程的物理意义。

答: (1) 有介质存在时静电场的高斯定理为

$$\oint_S \boldsymbol{D}\cdot\mathrm{d}\boldsymbol{S} = \sum_{S内} q_0$$

该式说明静电场对任意封闭曲面的电位移通量仅取决于包围在封闭曲面内自由电荷的代数和,与曲面外的电荷无关,它反映了静电场是有源场,电场线由正电荷发出,终止于负电荷。

(2) 全电场的环路定理

$$\oint_L \boldsymbol{E}\cdot\mathrm{d}\boldsymbol{l} = -\int_S \frac{\partial \boldsymbol{B}}{\partial t}\cdot\mathrm{d}\boldsymbol{S}$$

该式揭示出当磁场随时间变化时,也会激发电场。反映了变化的磁场和其所激发的电场之间的关系:在任何电场中,电场强度沿任意闭合回路的线积分等于通过该曲线所包围面积的磁通量对时间的变化率的负值。

(3) 磁场中的高斯定理

$$\oint_S \boldsymbol{B}\cdot\mathrm{d}\boldsymbol{S} = 0$$

该式指出无论是传导电流还是变化的电场所激发的磁场,磁感应线都是闭合的,即在任何磁场中,通过任意闭合曲面的磁通量恒为零。

（4）磁场的安培环路定理

$$\oint_L \boldsymbol{H} \cdot \mathrm{d}\boldsymbol{l} = I_0 + \int_s \frac{\partial \boldsymbol{D}}{\partial t} \cdot \mathrm{d}\boldsymbol{S}$$

该式反映了传导电流及变化的电场与它们所激发的磁场之间的内在联系,表明在任何磁场中磁场强度沿任意闭合环路的积分等于穿过该闭合环路的全电流。

9-13　简述平面电磁波的基本性质。

答:

（1）电磁波的频率与波源的振荡频率相同;

（2）电磁波是横波,它的电矢量 $\boldsymbol{E}$ 和磁矢量 $\boldsymbol{B}$ 相互垂直,且都垂直于传播方向;

（3）电矢量 $\boldsymbol{E}$ 和磁矢量 $\boldsymbol{B}$ 的振动同位相;

（4）电矢量 $\boldsymbol{E}$ 和磁矢量 $\boldsymbol{B}$ 的振幅有确定的比值;

（5）电磁波的传播速度为光速。

四、自我评估题

9-1　关于感生电场下列说法不正确的是

　　A. 感生电场的电场线是环绕磁感应线的闭合曲线

　　B. 不管周围空间有无导体,也不管周围空间是介质还是真空都可以产生感生电场

　　C. 只要有变化的磁场,就会在其周围产生感生电场

　　D. 感生电场也是由电荷激发的

　　E. 感生电场对电荷有作用力

（D）

9-2　两个相距不太远的平面圆线圈,怎样放置可使其互感系数近似为零（设其中一个线圈的轴线恰通过另一线圈的圆心）

　　A. 两线圈的轴线重合

　　B. 两线圈的轴线相互垂直

　　C. 两线圈的磁矩方向相反

　　D. 无论怎样放置,两线圈的互感系数也不会近似为零

　　E. 两线圈的轴线相互平行

（B）

9-3　以下矢量场中属于保守场的是

　　A. 静电场　　　B. 感生电场　　　C. 稳恒磁场　　　D. 变化的磁场　　　E. 流速场

（A）

9-4　产生动生电动势的非静电力是_____。

（洛伦兹力）

9-5　激发感生电场的场源是_____。

（变化的磁场）

9-6　真空中两只单层密绕的长直螺线管 A 和 B 的长度相等,且匝数相同,两只螺线管的直径之比 $D_A : D_B = 1 : 4$。当两者通以相同的电流时,所储存的磁能之比 $W_A : W_B$ 为（　　）。

（1：16）

9-7　设一匝数为 N 的闭合线圈,电阻为 R。证明:当通过该线圈任一横截面的磁通量改变 $\Delta\Phi$ 时,线圈内流过的电量为 $\Delta q=\dfrac{N\Delta\Phi}{R}$。

9-8　两段导线 $AB=BC=10cm$,在 B 处相接成30°角,如图 9-4 所示。若使导线在 $B=2.5\times10^{-2}T$ 的匀强磁场中以速度 $v=1.5m\cdot s^{-1}$ 沿如图所示的方向运动。求:

（1）A、C 两端之间的电势差。

（2）哪一端的电势高?

$$\left[\,(1)7.0\times10^{-3}V;(2)A\,端电势高\,\right]$$

9-9　两条平行无限长直导线和一矩形线圈共处同一平面内,如图 9-5 所示。当导线中的电流随时间的变化率为 $\dfrac{dI}{dt}$ 时,求:

（1）线圈中产生的感生电动势的表达式。

（2）当 $\dfrac{dI}{dt}>0$ 时,感生电动势的方向。

$$\left[\,(1)\frac{\mu_0 l_1}{2\pi}\ln\left(\frac{d_2+l_2}{d_1+l_2}\cdot\frac{d_1}{d_2}\right)\frac{dI}{dt};(2)逆时针方向\,\right]$$

图 9-4　自我评估题 9-8

图 9-5　自我评估题 9-9

9-10　在一 RL 串联电路中,电流在5.0s内达到它的稳定值的1/3,求此电路的时间常数 τ。要使这电路中的电流达到与稳定值相差0.1%时,需经过几个"时间常数"的时间?

$$(12.3s,6.91\tau)$$

（王 岚）

第十章 ｜ 几何光学　医用光学仪器

一、本章内容提要

1. 单球面折射

单球面折射成像公式：

$$\frac{n_1}{u} + \frac{n_2}{v} = \frac{n_2 - n_1}{r} \qquad (10\text{-}1)$$

单球面折射成像公式成立的条件是入射光线为近轴光线,其适用于所有凸、凹球面的成像。

其符号规则:实物物距 u 和实像像距 v 均取正值;虚物物距 u 和虚像像距 v 均取负值;凸球面对着入射光线单球面的曲率半径取正值,反之为负。

焦度：

$$\Phi = \frac{n_2 - n_1}{r} \qquad (10\text{-}2)$$

单位:屈光度(D)

第一焦距：

$$f_1 = \frac{n_1}{n_2 - n_1} r \qquad (10\text{-}3)$$

第二焦距：

$$f_2 = \frac{n_2}{n_2 - n_1} r \qquad (10\text{-}4)$$

单球面折射成像的高斯公式：

$$\frac{f_1}{u} + \frac{f_2}{v} = 1 \qquad (10\text{-}5)$$

2. 共轴球面系统　求解共轴球面系统成像的基本方法——逐次成像法。

3. 薄透镜　薄透镜成像公式：

$$\frac{1}{u} + \frac{1}{v} = \frac{n - n_0}{n_0}\left(\frac{1}{r_1} - \frac{1}{r_2}\right) \qquad (10\text{-}6)$$

公式中 u、v、r_1、r_2 的正、负号仍然遵守单球面成像公式中的符号规则,它可适用于各种形状的凸、凹球面薄透镜。

薄透镜的焦距：

$$f = f_1 = f_2 = \left[\frac{n - n_0}{n_0}\left(\frac{1}{r_1} - \frac{1}{r_2}\right)\right]^{-1} \qquad (10\text{-}7)$$

薄透镜成像公式的高斯形式：

$$\frac{1}{u} + \frac{1}{v} = \frac{1}{f} \qquad (10\text{-}8)$$

若薄透镜置于空气中，$n_0 = 1$，其成像公式：

$$\frac{1}{u} + \frac{1}{v} = (n-1)\left(\frac{1}{r_1} - \frac{1}{r_2}\right) \qquad (10\text{-}9)$$

此时其焦距：

$$f = f_1 = f_2 = \left[(n-1)\left(\frac{1}{r_1} - \frac{1}{r_2}\right)\right]^{-1} \qquad (10\text{-}10)$$

薄透镜的焦度：

$$\Phi = \frac{1}{f} \qquad (10\text{-}11)$$

若两个薄透镜密接组合，则组合后的焦度：

$$\Phi = \Phi_1 + \Phi_2 \qquad (10\text{-}12)$$

4. **厚透镜** 厚透镜成像可采用逐个成像法求解，最简单的方法是利用三对基点求解。

共轴球面系统的三对基点：一对焦点、一对主点和一对节点。

厚透镜可看成是共轴球面系统。如果知道共轴球面系统三对基点的位置，我们就可以利用下列三条光线中的任意两条求出，物经过共轴球面系统折射后所成的像。这三条光线是：①平行于共轴球面系统主光轴的光线在第二（像方）主平面折射后通过第二（像方）主焦点 F_2；②通过第一（物方）主焦点 F_1 的光线在第一（物方）主平面上折射后平行于主光轴射出；③通过第一（物方）节点 N_1 的光线从第二节点 N_2 平行于入射方向射出。

5. **像差** 球面像差和色像差及其产生的原因。

产生球面像差的原因是通过透镜边缘部分的远轴光线比通过透镜中央部分的近轴光线偏折得多一些，于是点光源不能形成点像，而形成一个小圆斑。减小球面像差最简单的方法是在透镜前加放一个光阑。另一方法是在会聚透镜之后放置一个发散透镜。

产生色像差是因为介质的折射率随波长的减小而增大，点光源发出白光，经过透镜折射后，短波的光偏折较多，这样会得到一个彩色小圆斑，这种现象称为色像差。减小色像差的方法是用折射率不同的会聚透镜和发散透镜适当地组合起来，使一个透镜的色像差能被另一个透镜所抵消。

6. **眼睛** 从几何光学的角度看，眼睛是由多种介质组成的较复杂的共轴球面系统，且物经这一复杂系统折射后成像于视网膜上。

在生理学上，常把眼睛进一步简化为一个单球面折射系统，称为简约眼。简约眼的单球面的曲率半径在眼睛处于完全放松状态时为 5mm，介质折射率为 1.33。

眼睛的调节：眼睛的焦度能在一定范围内改变，使远近不同的物均能在视网膜上成清晰的像。

眼睛通过最大调节时能看清物点的最近位置称为近点。

眼睛处于完全松弛不需要调节时能看清物点的最远位置称为远点。

在日常工作中，视力正常的人不致引起眼睛过度疲劳的最适宜距离约为眼前 25cm，通常将这个距离称为眼睛的明视距离。

从物体两端射入到眼睛节点的光线所夹的角度称为视角。

用眼睛能分辨的最小视角 α 的倒数来表示眼睛的分辨本领，称之为视力。

国际标准视力表：

$$视力 = \frac{1}{眼睛能分辨的最小视角 \ \alpha}$$

国家标准对数视力表：

$$L = 5 - \log\alpha$$

非正视眼包括近视眼、远视眼和散光眼。

近视眼产生的原因可能是角膜或晶状体的曲率半径太小，对光线偏折太强，或者眼球的前后直径太长。近视眼的矫正方法是佩戴一副适当焦度的凹透镜。

远视眼产生的原因可能是角膜或晶状体折射面的曲率半径太大，焦度太小；或者是眼球前后直径太短。远视眼矫正的方法是佩戴凸透镜。

散光眼属于非对称性折射系统，其角膜在各个方向子午线的曲率半径都不相等，物点发出的光线经角膜折射后不能形成清晰的像点。散光眼的矫正方法是佩戴适当焦度的柱面透镜。

7. 放大镜成像的原理　放大镜的角放大率：

$$\alpha = \frac{25}{f} \tag{10-13}$$

8. 光学显微镜　普通光学显微镜由两组会聚透镜组成，一组为物镜，物镜的焦距较短；另一组为目镜。

显微镜放大率：

$$M = \frac{v_1}{u_1} \cdot \frac{25}{f_2} = m\alpha \quad \text{或} \quad M = \frac{25 \cdot s}{f_1 f_2} \tag{10-14}$$

显微镜能分辨两点之间的最短距离：

$$Z = \frac{1.22\lambda}{2n\sin u} \quad \text{或} \quad Z = \frac{0.61}{N.A.}\lambda \tag{10-15}$$

提高显微镜分辨本领的方法之一是增大物镜的孔径数；另一种方法是减小照射光的波长。

值得注意的是，显微镜的分辨率和放大率是两个不同的概念。放大率是物镜的线放大率和目镜的角放大率的乘积，而分辨率只决定于物镜本身的特性。目镜只能放大物镜所分辨的细节，并不能提高物镜的分辨率。因此，仅靠使用高倍目镜来提高总放大率，对于整个系统分辨本领的提高是毫无益处的。所以，我们在考虑提高总放大率的同时，必须考虑提高分辨率。

9. 内窥镜的基本组成及其作用　光学纤维内窥镜是由透明度很好的玻璃或其他透明材料拉制成很细的纤维细丝，并在其外表面涂上一层折射率比纤维细丝还小的物质而成。

医学上的光学纤维内窥镜有导光和导像两方面的作用。

二、解题指导——典型例题

[例10-1]　有一个直径为2cm的玻璃球，其折射率为1.5，球内有一小气泡，从球外最近处看小气泡好像是在球表面与球心的中间位置处。求此气泡实际所在的位置。

解：按照题意可知：气泡是物点，被观察到的气泡是像点，并且是虚像。$n_1 = 1.5, n_2 = 1.0, v = -0.5\text{cm}$，根据单球面折射成像公式得：

$$\frac{n_1}{u} + \frac{n_2}{v} = \frac{n_2 - n_1}{r}$$

代入相应数据后得：

$$\frac{1.5}{u} + \frac{1.0}{-0.5} = \frac{1.0 - 1.5}{-1}$$

解得:$u = 0.6$cm

由此可得小气泡实际所在位置距离球面 0.6cm 处。

[例 10-2] 已知折射率为 1.5 的双凸薄透镜在空气中焦距为 50cm。当把它浸没在某种液体中,测得焦距为 250cm,试问该液体的折射率为多少?

解:根据薄透镜的焦距公式

$$f = \left[\frac{n - n_0}{n_0} \left(\frac{1}{r_1} - \frac{1}{r_2} \right) \right]^{-1}$$

当薄透镜放在空气中时 $f_{空} = \left[\frac{1.5 - 1}{1} \left(\frac{1}{r_1} - \frac{1}{r_2} \right) \right]^{-1} = 50$

当薄透镜放在液体中时 $f_{液} = \left[\frac{1.5 - n}{n} \left(\frac{1}{r_1} - \frac{1}{r_2} \right) \right]^{-1} = 250$

其中 n 为该液体的折射率。将上面两式相比得

$$n = \frac{15}{11} \approx 1.36$$

即所求液体的折射率为 1.36。

[例 10-3] 两个透镜 L_1 和 L_2 组成共轴透镜组,两者的焦距分别为 $f_1 = 15$cm 和 $f_2 = 25$cm,它们之间的距离为 $d = 70$cm,若某物体放在 L_1 前 20cm 处,求此透镜组所成的像在何处? 若两透镜的距离为 45cm,则此透镜组所成的像又在何处?

解:先分析物体对于第一个透镜成像,已知:$u = 20$cm,$f_1 = 15$cm,求 v_1:

$$\frac{1}{u_1} + \frac{1}{v_1} = \frac{1}{f_1}$$

代入数据,可得:$v_1 = 60$cm。

此像为实像。并且在第二个透镜的前方,对于第二个透镜,会聚成实像的光线重新发散,因此,该实像对第二个透镜应看成是实物。且物距 $u_2 = 70 - 60 = 10$(cm),$f_2 = 25$cm。

根据公式:

$$\frac{1}{u_2} + \frac{1}{v_2} = \frac{1}{f_2}$$

可得:$v_2 = -16.7$cm。该像为最终的像,显然,是一个倒立的虚像。

若两透镜间的距离为 45cm,第一个透镜成像为实像,位于第二个透镜的后方,又因为在透镜的前方光线为会聚光线,因此,对于第二个透镜,该像应看成是虚物,物距为负,即:$u_2 = 45 - 60 = -15$(cm),$f_2 = 25$cm。

根据公式:

$$\frac{1}{u_2} + \frac{1}{v_2} = \frac{1}{f_2}$$

可得:$v_2 = 9.4$cm。该像为最终的像,显然,是一个倒立的实像。

提示:通过这个例子,我们已经看到实物成实像、实物成虚像、虚物成实像等实例。可以通过计算(也可通过做图方法),逐步得到物体经多个透镜所成的像。按照这样的思路,我们可以求出任意复杂透镜组合的成像情况。

[例 10-4] 人眼睛的角膜可看作是曲率半径为 7.8mm 的单球面,它的物方空间是空气,像方空间是折射率为 1.33 的液体。如果瞳孔看起来好像在角膜后 3.6mm 处,直径为 4mm,求瞳孔在眼

睛中的实际位置。

解:已知 $n_1=1.33$,$n_2=1$,$v=-3.6\text{mm}$,$r=-7.8\text{mm}$

由公式:

$$\frac{n_1}{u}+\frac{n_2}{v}=\frac{n_2-n_1}{r}$$

得:$u=\dfrac{rvn_1}{v(n_2-n_1)-rn_2}=\dfrac{-7.8\times(-3.6)\times1.33}{-3.6\times(1-1.33)-1\times(-7.8)}=4.16(\text{mm})$

即瞳孔实际深位置在角膜后4.16mm处。

[**例 10-5**] 某显微镜目镜的焦距为2.5cm,物镜焦距为1.6cm,物镜与目镜相距22.1cm,最后成像于无穷远处,问标本应放在物镜前什么地方。

解:物体通过物镜成像于目镜的焦点上,像距为22.1-2.5=19.6cm,

由透镜成像公式:

$$\frac{1}{u}+\frac{1}{v}=\frac{1}{f}$$

得:

$$u=\frac{vf}{v-f}=\frac{19.6\times1.6}{19.6-1.6}=1.74(\text{cm})$$

提示:应正确表示物镜的像距。

[**例 10-6**] 若用数值孔径数为0.75的显微镜去观察0.3μm的细节能否看清楚?若以数值孔径数为1.5的物镜去观察又怎样?(设所用光波波长为600nm)

解:如果把标本的每个细节都看成一个发光点,则显微镜能分辨的最小距离是:

$$Z=\frac{0.61}{\text{N.A.}}\lambda$$

当 N.A.=0.75 时:$Z_1=\dfrac{0.61}{0.75}\times0.6\times10^{-6}=0.488(\mu\text{m})>0.3\mu\text{m}$,所以此时无法分辨清楚;

当 N.A.=1.5 时:$Z_2=\dfrac{0.61}{1.5}\times0.6\times10^{-6}=0.244(\mu\text{m})<0.3\mu\text{m}$,所以此时能分辨清楚。

三、思考题与习题解答

10-1 直径为8cm的玻璃棒($n=1.5$),长 $d=20\text{cm}$,两端是半径为4cm的双凸球面。若一束近轴平行光线沿玻璃棒轴方向入射,求像的位置。

解:设第一折射面的物距为 u_1,像距为 v_1;第二折射面的物距为 u_2,像距为 v_2。折射面曲率半径 $r=4\text{cm}$,空气折射率 $n_1=1.0$,玻璃折射率 $n_2=1.5$,则:

$$\frac{1}{\infty}+\frac{1.5}{v_1}=\frac{1.5-1.0}{4}$$

解得:$v_1=12\text{cm}$

对于第二个折射面:$n_1=1.5$,$n_2=1.0$,$u_2=d-v_1=20-10=8\text{cm}$,$r=-4\text{cm}$,则:

解得:$v_2=-16\text{cm}$

即:最后物体成虚像在棒内,距离棒右端16cm处。

10-2 空中有一会聚透镜(双凸薄透镜),其两表面的曲率半径 $r_1=80\text{cm}$,$r_2=36\text{cm}$,玻璃的折

射率 $n=1.63$，一高为 2.0cm 的物体放在透镜的左侧 15cm 处，求像的位置及其大小。

解：先求透镜的焦距，根据符号规则，第一表面的曲率半径是正的，第二表面的曲率半径是负的，即：$r_1=80\text{cm}$，$r_2=-36\text{cm}$，则：

$$f=\left[(n-1)\left(\frac{1}{r_1}-\frac{1}{r_2}\right)\right]^{-1}=\left[(1.63-1)\left(\frac{1}{80}-\frac{1}{-36}\right)\right]^{-1}=39.4\text{cm}$$

物距是正的，即 $u=15\text{cm}$，根据透镜成像公式得：

$$\frac{1}{15}+\frac{1}{v}=\frac{1}{39.4}$$

解得：$v=-24.2\text{cm}$

负号表示像是在物的同一侧的虚像。放大倍数为：

$$m=\left|\frac{v}{u}\right|=\left|\frac{-24.22}{15}\right|=1.6$$

所以像高为：$1.6\times2.0=3.2\text{cm}$

10-3 在空气（$n_1=1.0$）中焦距为 0.1m 的双凸透镜（其折射率 $n=1.50$），若令其放入水（$n_2=1.33$）中，则此系统的焦距和焦度各为多少？

解：薄透镜在空气中时，$n=1.50$，$r_1=-r_2$，$f=0.1\text{m}$，焦度为：$\Phi_1=\frac{1}{f}=10(\text{D})$。

由：

$$f=0.1=\left[(n-1)\left(\frac{1}{r_1}-\frac{1}{r_2}\right)\right]^{-1}=\left[(1.5-1)\left(\frac{1}{r_1}-\frac{1}{r_2}\right)\right]^{-1}=r_1$$

得 $r_1=-r_2=0.1\text{m}$，

当薄透镜放入水中时，$n_2=1.33$，此时的焦距为：

$$f=0.1=\left[\frac{(n-n_0)}{n_0}\left(\frac{1}{r_1}-\frac{1}{r_2}\right)\right]^{-1}=\left[\frac{(1.5-1.33)}{1.33}\left(\frac{1}{0.1}-\frac{1}{-0.1}\right)\right]^{-1}=0.39(\text{m})$$

焦度为：

$$\Phi=(n-n_2)\left(\frac{1}{r_1}-\frac{1}{r_2}\right)=(1.5-1.33)\left(\frac{1}{0.1}-\frac{1}{-0.1}\right)=3.4(\text{D})$$

10-4 某近视眼患者的眼镜是折射率为 1.52 的平凹薄透镜，凹面的曲率半径为 10cm，求其在空气中的焦度。

解：依据题意可知：$n=1.52$，$n_0=1.0$，$r_1=\infty$，$r_2=0.1\text{m}$。则

$$\Phi=\frac{1}{f}=\frac{n-n_0}{n_0}\left(\frac{1}{r_1}-\frac{1}{r_2}\right)=\frac{1.52-1.0}{1}\times\left(\frac{1}{\infty}-\frac{1}{0.1}\right)=-5.2\text{D}$$

眼镜在空气中的焦度为 -520 度。

10-5 凸透镜 L_1 和凹透镜 L_2 的焦距分别为 20cm 和 40cm，L_2 在 L_1 右方 40cm 处，光轴上有一个小物体位于 L_1 左方 30cm 处，求小物的像。

解：对透镜 L_1 而言：$u_1=30\text{cm}$，$f_1=20\text{cm}$，根据薄透镜成像公式得：

$$\frac{1}{30}+\frac{1}{v_1}=\frac{1}{20}$$

解得：$v_1=60\text{cm}$

对透镜 L_2 而言：$u_2=40-60=-20\text{cm}$，$f_2=-40\text{cm}$，根据薄透镜成像公式得：

$$\frac{1}{-20}+\frac{1}{v_2}=\frac{1}{-40}$$

解得：$v_2=40\mathrm{cm}$

即物体最后成像位于透镜 $\mathrm{L_2}$ 的右侧 40cm 处。

10-6　现有两个薄透镜 $\mathrm{L_1}$ 和 $\mathrm{L_2}$，它们的焦距分别为 $f_1=4\mathrm{cm}$，$f_2=6\mathrm{cm}$，在水平方向将 $\mathrm{L_1}$ 置于 $\mathrm{L_2}$ 的左方，某物放在 $\mathrm{L_1}$ 透镜左方8cm 处，在下列两种情况下，求其像最后位于何处。

（1）两透镜 $\mathrm{L_1}$ 和 $\mathrm{L_2}$ 相距 10cm；

（2）两透镜 $\mathrm{L_1}$ 和 $\mathrm{L_2}$ 相距 1cm。

解：（1）当两透镜 $\mathrm{L_1}$ 和 $\mathrm{L_2}$ 相距 10cm 时：

对透镜 $\mathrm{L_1}$ 而言：$u_1=8\mathrm{cm}$，$f_1=4\mathrm{cm}$，根据薄透镜成像公式得：

$$\frac{1}{8}+\frac{1}{v_1}=\frac{1}{4}$$

解得：$v_1=8\mathrm{cm}$

对透镜 $\mathrm{L_2}$ 而言：$u_2=10-8=2(\mathrm{cm})$（实物），$f_2=6\mathrm{cm}$，根据薄透镜成像公式得：

$$\frac{1}{2}+\frac{1}{v_2}=\frac{1}{6}$$

解得：$v_2=-3\mathrm{cm}$（虚像）

（2）当两透镜 $\mathrm{L_1}$ 和 $\mathrm{L_2}$ 相距 1cm 时，v_1 仍为 8cm，但对透镜 $\mathrm{L_2}$ 而言：$u_2=1-8=-7\mathrm{cm}$（虚物），$f_2=6\mathrm{cm}$，根据薄透镜成像公式得：

$$\frac{1}{-7}+\frac{1}{v_2}=\frac{1}{6}$$

解得：$v_2=\frac{42}{13}\approx3.2\mathrm{cm}$（实像）

10-7　折射率为 1.5 的透镜，一面是平面，另一面是半径为 0.20m 的凹面，将此透镜水平放置，凹面一方充满水。试求整个系统的焦距。

解：设玻璃透镜的折射率 $n_1=1.5$，在空气中的焦距为 f_1，水的折射率 $n_2=4/3$，水形成透镜的焦距为 f_2，空气的折射率 $n_0=1.0$，透镜凹面的曲率半径 $r=0.20\mathrm{m}$，平面的曲率半径 $r_0=\infty$。

薄透镜在空气中的焦距：

$$f_1=\left[(1.5-1.0)\left(\frac{1}{\infty}-\frac{1}{0.2}\right)\right]^{-1}=\left(-0.5\times\frac{1}{0.2}\right)^{-1}=-0.4\mathrm{m}$$

水形成的薄透镜在空气中的焦距：

$$f_2=\left[\left(\frac{4}{3}-1.0\right)\left(\frac{1}{0.2}-\frac{1}{\infty}\right)\right]^{-1}=\left(\frac{1}{3}\times\frac{1}{0.2}\right)^{-1}=0.6\mathrm{m}$$

整个系统相当于是两个薄透镜密切组合，组合后的焦距：

$$f=\frac{f_1f_2}{f_1+f_2}=-\frac{0.4\times0.6}{0.6-0.4}=-1.2\mathrm{m}$$

即整个系统的焦距为 -1.2m。

10-8　一位近视眼患者当他站在视力表前规定的 5m 处时，看不清最上一行的"E"字。当他走到距视力表 2m 时方能看清最上一行的"E"字，则此患者的对数视力为多少？

解：根据题意设该近视眼的最小分辨视角为 θ。最上一行的视力为 0.1，则对应的视角为 10′，由题意得：$5\tan10'=2\tan\theta$

解得：$\theta = 25'$

根据对数视力表的制作原理公式可得：

$$L = 5 - \lg\theta = 5 - \lg25 = 3.6$$

10-9　某近视眼患者的远点距离为 0.1m，它看无穷远处物体时应佩戴多少度的眼镜？

解：近视眼患者佩戴眼镜看无穷远（$u = \infty$）的物体时，必须将此物体成像在眼睛前 0.1m 处，即 $v = -0.1\mathrm{m}$，才能看清楚物体，则眼镜的焦度

$$\Phi = \frac{1}{f} = \frac{1}{\infty} - \frac{1}{0.1} = -10(\mathrm{m}^{-1}) = -1\,000 \text{ 度}$$

即该近视眼患者应佩戴 1 000 度的凹透镜。

10-10　某远视眼患者戴焦度为 2D 的眼镜看书时须把书拿到眼前 40cm 处，此人应佩戴多少度的眼镜才能和正常人一样看书？

解：焦度为 2D 的眼镜的焦距为：$f_1 = \frac{1}{2}\mathrm{m} = 0.5\mathrm{m}$，物距 $u_1 = 0.4\mathrm{m}$，则像距 v_1 由薄透镜成像公式求出：

$$\frac{1}{0.4} + \frac{1}{v_1} = \frac{1}{0.5}$$

解得：$v_1 = -2\mathrm{cm}$

则说明此人不戴眼镜时的近点在眼睛前 2m 处，他若要和正常人一样看书，佩戴的眼镜必须能把 0.25m 处的物体成像在眼睛前 2m 处，根据薄透镜成像公式化可得出所佩戴的眼镜焦度为：

$$\Phi = \frac{1}{f} = \frac{1}{u} + \frac{1}{v} = \frac{1}{0.25} + \frac{1}{-2} = 3.5(\mathrm{D})$$

即该远视眼患者应佩戴 350 度的眼镜。

10-11　显微镜目镜的焦距为 2.5cm，物镜的焦距为 1.6cm，物镜和目镜相距 22.1cm，最后成像于无穷远处。试问：

（1）标本应放在物镜前什么地方？

（2）物镜的线放大率是多少？

（3）显微镜的总放大倍数是多少？

解：（1）由题意可知物镜焦距 $f_1 = 1.6\mathrm{cm}$，设物距和像距分别为 u_1 和 v_1；目镜焦距 $f_2 = 2.5\mathrm{cm}$，设目镜的物距和像距分别为 u_2 和 v_2，根据题意可知 $v_2 = \infty$，则由薄透镜成像公式可得：

$$\frac{1}{u_2} + \frac{1}{\infty} = \frac{1}{2.5}$$

所以，目镜的物距 $u_2 = 2.5\mathrm{cm}$。

由此可得出物镜的像距 $v_1 = s - u_2 = 22.1 - 2.5 = 19.6\mathrm{cm}$，根据薄透镜成像公式可计算出物镜的物距 u_1：

$$\frac{1}{u_1} + \frac{1}{19.6} = \frac{1}{1.6}$$

$$u_1 = 1.74\mathrm{cm}$$

（2）$m = \dfrac{v_1}{u_1} = \dfrac{19.6}{1.74} = 11.3(\text{倍})$

（3）$M = m\alpha = 11.3 \times \dfrac{25}{2.5} = 113(\text{倍})$

10-12 若用孔径数为 0.61 的显微镜去观察 0.4μm 的标本细节能否看清楚？若以孔径数为 1.22 的物镜去观察又怎样？（设所用光波波长为 600nm）

解： 如果把标本的每个细节都看成一个发光点，则显微镜能分辨的最小距离是：

$$Z = \frac{0.61}{N.A.}\lambda$$

当 N.A. = 0.61 时：$Z_1 = \frac{0.61}{0.61} \times 0.6 \times 10^{-6} = 0.6(\mu m) > 0.4\mu m$，所以此时无法分辨清楚；

当 N.A. = 1.22 时：$Z_2 = \frac{0.61}{1.22} \times 0.6 \times 10^{-6} = 0.3(\mu m) < 0.4\mu m$，所以此时能分辨清楚。

10-13 明视距离处人眼睛可分辨的最短距离为 0.1mm，欲观察 0.25μm 的细胞标本的细节，显微镜的总放大倍数及 N.A. 应为多少？（所用的光波波长为 600nm）

解： 显微镜可以分辨两点之间的最短距离应大于或等于 0.25μm，即显微镜的 $Z = 0.25\mu m$，而人眼睛可分辨两点之间的最短距离仅为 0.1mm，所以显微镜的放大倍数为：

$$M = \frac{0.1}{0.25 \times 10^{-3}} = 0.4 \times 10^3 = 400(倍)$$

已知显微镜的 $Z = 0.25\mu m$，所用光波波长为 600nm，根据公式 $Z = \frac{0.61}{N.A.}\lambda$

可以求出显微镜物镜数值孔径数为：$N.A. = \frac{0.61 \times 600}{0.25 \times 10^{-6}} \times 10^{-9} = 1.46$

由此可知：若要观察清楚 0.25μm 的细节，显微镜的放大倍数应为 400 倍，物镜的数值孔径数为 1.46。

四、自我评估题

1. 选择题

（1）单球面折射成像公式适用条件是（   ）

    A. 平行光入射

    B. 近轴光线入射

    C. 远轴光线入射

    D. 像方介质的折射率大于物方介质的折射率

    E. 像方介质的折射率小于物方介质的折射率

（B）

（2）有一玻璃球半径为 R，折射率为 n，在平行光入射时，汇聚点刚好在球的后背面，则 n 值为（   ）

    A. 1   B. 1.3   C. 1.5   D. 2   E. 2.5

（D）

（3）水深 6m 的水池底部有一小石块，人在水池上方垂直观察时，此石块的表现深度为（   ）（水的折射率为 4/3）

    A. 水面下 4.5m   B. 距池底 4.5m   C. 水面下 0.23m

    D. 距池底 0.23m   E. 水面下 0.32m

（A）

(4) 有一曲率半径为 50cm、折射率为 1.5 的薄平凸透镜,物体经该透镜后成一大小为物两倍的实像,则该物的位置应在透镜前(   )

      A. 100cm   B. 150cm   C. 200cm   D. 300cm   E. 350cm

(B)

(5) 消色差透镜由两个薄透镜胶合而成,其一的焦度为+10 屈光度,另一个为−6 屈光度,则消色差透镜的焦距为(   )

      A. 0.25cm   B. 2.5cm   C. 4.0cm   D. 25cm   E. 40cm

(D)

(6) 某人看不清 1 米以内物,则他需要眼镜的度数应该为(   )

      A. 100 度   B. −100 度   C. 300 度   D. −300 度   E. 350 度

(C)

(7) 某近视眼的远点在 20cm 处,他应佩戴眼镜的焦度为(   )

      A. 5D   B. −5D   C. 4D   D. −4D   E. 20D

(B)

(8) 用 500 度的老花镜作为放大镜使用时,其角放大率为(   )

      A. 1.25   B. 2.5   C. 5.0   D. 12.5   E. 7.5

(A)

(9) 如果观察 $0.3\mu m$ 的细节,采用入射光波长为 600nm 时,显微镜的孔径数最小应选用(   )

      A. 1.22   B. 1.0   C. 1.5   D. 0.85   E. 0.5

(A)

(10) 今用波长为 275nm 的紫外光作显微照相,所用显微镜的透镜是水晶材料制作的。若物镜的孔径数为 0.85,那么显微镜能分辨的最小距离为(   )

      A. 100nm   B. 262nm   C. 197nm   D. 324nm   E. 246nm

(C)

2. 填空题

(1) 折射率为 1.5 的薄透镜,在空气中的焦距为 50cm。若将它置于折射率为 1.4 的液体中,则此时透镜的焦距应为_____ cm。

(350)

(2) 折射率为 1.5 的玻璃透镜,在空气中的焦距为 f,它在水中焦距应为_____(水的折射率为 4/3)。

(4f)

(3) 半径为 R 的圆球形透明体能将无穷远射来的近轴平行光线会聚于第二折射面的顶点,此透明体的折射率为_____。

(2)

(4) 点状物体发出的白光经透镜成像后形成彩色光斑,而非清晰的点像,产生的原因是_____,矫正的方法是_____。

(色像差;把具有不同折射率的凸凹透镜适当配合以消除色像差)

(5) 产生近视眼的可能原因,一是眼睛的折光本领比正常眼_____;二是角膜到视网膜的距离比正常眼_____。

（强;长）

（6）眼睛具有改变自身焦度的本领叫作_____,它是通过改变晶状体的_____来完成的。

（眼的调节;曲率半径）

（7）近点在 40cm 处的远视眼患者,需佩戴_____屈光度的眼镜才能和正常视力一样。

（1.5）

（8）放大镜的作用是_____。

（增大物体对人眼的视角）

（9）若第一架显微镜数值孔径等于 0.4,光源波长 500nm;第二架显微镜数值孔径等于 1.2,光源波长 750nm;则第二架显微镜分辨距离是第一架显微镜分辨距离的_____。

（1/2）

（10）某显微镜数值孔径等于 0.6,当光源波长 600nm 时其分辨距离为 0.61μm。如果改用 500nm 的光波观察,则其分辨距离为_____ μm。

（0.51μm）

（11）在显微镜中使用油浸物镜的目的是_____。

（增大物镜孔径数）

（12）纤镜是由数万根玻璃纤维捆绑成束,用它来完成两个任务,一方面用它把_____导入器官内;另一方面通过它把_____导出体外。

（外部强光;器官内壁图像）

3. 计算题

（1）一圆柱形的玻璃棒,折射率为 1.5,两端磨成半径 5cm 的凸半球面,二顶点相距 60cm,在距第一顶点左方 20cm 处有一物,经此共轴系统成像。求:①第二球面的物距为多少? 此物是实物还是虚物? ②第二球面的像距为多少? 此像是实像还是虚像?

（①30cm,实物; ②20cm;实像）

（2）某圆柱形玻璃棒（$n=1.5$）的一端是凸球面。已知在棒外,距棒端 8cm 处的点物,经棒所成的像位于棒内,距棒端 12cm 处。若将此棒放在水中,物点的位置不变,试求所成像的位置。

（-18.5cm,即成虚像在棒左侧 18.5cm 处）

（3）有一厚度 3cm、折射率为 1.5 的透镜,第一折射面的曲率半径为 2cm,第二折射面是平面。若物在第一折射面前 8cm 处,求像距。

（6cm）

（4）一个焦距为 10cm 的凸透镜 L_1 与一个焦距为 10cm 的凹透镜 L_2 相隔 5cm,左右放置。某物体最后成像于凸透镜 L_1 左方 15cm 处。求:①此物体放在凸透镜前的位置;②若凸透镜与凹透镜相隔 20cm,物体最后成像在何处,是虚像还是实像?

（①16.7cm;②10cm,实像）

（5）某人在 50 岁时为了在 25cm 的距离上看书,需要戴焦度为 +2 屈光度的眼镜;在 55 岁时他发现其戴这个眼镜的同时还必须把书拿到离眼睛 40cm 处,那么他在 55 岁时看清 25cm 处的书需要佩戴多大焦度的眼镜?

（3.5 焦度）

（6）已知水的折射率为 4/3,玻璃的折射率为 3/2,试证:玻璃透镜在水中的焦距是它在空气中焦距的 4 倍(空气的折射率为 1)。

(7) 某折射率为 1.5 的双凸透镜,两面的曲率半径分别是 15cm 和 30cm,放在空气中,若物距为 100cm,求像的位置及该透镜的放大率。

(25cm;1/4)

(8) 某显微镜,其目镜、物镜焦距分别为 2.5cm 和 0.4cm,目镜和物镜相距 18.5cm,最后成像在无穷远处。将两透镜按薄透镜处理,求:①标本应该放在物镜前多远处? ②物镜的线放大率为多少? ③显微镜的放大率为多少?

(①0.41cm;②39 倍;③390 倍)

(陈月明)

第十一章 | 波动光学

一、本章内容提要

（一）光的干涉

1. **相干光** 频率相同、振动方向相同、初相位相同或相位差恒定的光。能发出相干光的光源称为相干光源。

2. **相干光的获得**

（1）分波阵面法：由同一波阵面上分割出两列子波；

（2）分振幅法：由同一波列分割出两列振幅不同的子波。

3. **半波损失** 光由光疏介质射向光密介质的界面上发生反射时，反射光会产生相差为 π 的相位突变，相当于反射光多走或少走了 $\dfrac{\lambda}{2}$。

4. **光程和光程差**

（1）光程 $L=nr$；

（2）光程差 $\delta=L_2-L_1$ 即光程之差；由此光程差引起的相位差 $\Delta\Phi=\dfrac{2\pi}{\lambda}\delta$。若有半波损失，反射光光程上还应加上或减去 $\dfrac{\lambda}{2}$；

（3）薄透镜不产生附加光程差。

5. **光的干涉实验**

（1）分波阵面干涉：杨氏双缝干涉实验

1）干涉加强、削弱条件：

$$\delta=\mathrm{d}\sin\theta=\frac{d\cdot x}{D}=\pm2k\frac{\lambda}{2}\quad k=0,1,2,\cdots\text{干涉加强，明纹}$$

$$\delta=\mathrm{d}\sin\theta=\frac{d\cdot x}{D}=\pm(2k-1)\frac{\lambda}{2}\quad k=0,1,2,\cdots\text{干涉削弱，暗纹}\qquad(11\text{-}1)$$

2）第 k 级条纹中心位置到中央明纹中心的距离：

$$x_k=\pm2k\cdot\frac{D}{d}\cdot\frac{\lambda}{2}\quad k=0,1,2,3\cdots\quad\text{明纹}$$

$$x_k=\pm(2k-1)\cdot\frac{D}{d}\cdot\frac{\lambda}{2}\quad k=1,2,3,\cdots\quad\text{暗纹}\qquad(11\text{-}2)$$

3）条纹宽度：相邻明纹或相邻暗纹中心间的距离，即条纹间距。

$$\Delta x=x_k-x_{k-1}=\frac{D}{d}\cdot\lambda\text{，条纹等宽等间距。}$$

以上讨论为在空气($n=1$)实验条件下的结论。

光程差δ决定了干涉条纹的分布,若实验条件的改变导致光程差发生变化,干涉条纹也将相应变化。

(2)分振幅干涉:薄膜干涉,分等倾干涉和等厚干涉两类。

1)等倾干涉:空气中的平行平面膜的干涉

$$\delta = 2e\sqrt{n^2-\sin^2 i}+\frac{\lambda}{2}=\begin{cases}2k\dfrac{\lambda}{2}, & k=1,2,3,\cdots 干涉加强,形成明纹\\[2mm] (2k+1)\dfrac{\lambda}{2}, & k=1,2,3,\cdots 干涉削弱,形成暗纹\end{cases} \tag{11-3}$$

光程差δ随入射光线的倾角i的改变而改变。具有相同入射角i的入射光有相同的光程差,因而它们干涉加强或削弱的情形是一样的,这种干涉称为等倾干涉。

如果薄膜的折射率介于前后介质的折射率之间,则加强减弱条件要对调一下。

2)等厚干涉(单色平行光垂直照射):劈尖干涉和牛顿环

A. 劈尖干涉(劈外为空气或光疏介质)

$$\delta = 2ne+\frac{\lambda}{2}=\begin{cases}2k\cdot\dfrac{\lambda}{2}, & k=1,2,3,\cdots 干涉加强,形成明纹\\[2mm] (2k+1)\dfrac{\lambda}{2}, & k=0,1,2,\cdots 干涉削弱,形成暗纹\end{cases} \tag{11-4}$$

即:相同厚度e处光程差δ相同,将形成同一级干涉条纹——等厚干涉。

相邻明纹或相邻暗纹对应的厚度差:

$$\Delta e = e_{k+1}-e_k=\frac{\lambda}{2n} \tag{11-5}$$

相邻明纹或相邻暗纹在劈表面上的距离:

$$L=\frac{\Delta e}{\sin\theta}\approx\frac{\lambda}{2n\theta} \tag{11-6}$$

B. 牛顿环

$$\delta = 2e+\frac{\lambda}{2}\Rightarrow\begin{cases}明环半径 \ r=\sqrt{\dfrac{(2k-1)R\lambda}{2}} & (k=1,2,3,\cdots)\\[3mm] 暗环半径 \ r=\sqrt{kR\lambda} & (k=0,1,2,\cdots)\end{cases} \tag{11-7}$$

越向外圆环分布越密。

(二)光的衍射

1. 单缝的夫琅禾费衍射　平行光的衍射(半波带法)。

(1)明、暗纹条件:

θ方向上子波最大光程差 $\delta = a\sin\theta$

$$\delta = a\sin\theta=\begin{cases}\pm 2k\cdot\dfrac{\lambda}{2} & 偶数个半波带,暗纹\\[2mm] \pm(2k+1)\cdot\dfrac{\lambda}{2} & 奇数个半波带,明纹\\[2mm] 0 & 中央明纹中心\end{cases}\left.\begin{array}{c}\\[2mm]\\[2mm]\end{array}\right\}(k=1,2,3,\cdots) \tag{11-8}$$

（2）条纹位置：

$$第 k 级暗纹位置\ x_k = f \cdot \tan\theta = f\frac{k\lambda}{a} \quad (k = 1, 2, 3, \cdots) \tag{11-9}$$

$$第 k 级明纹位置\ x_k = \pm(2k+1) \cdot f\frac{\lambda}{2a} \quad (k = 1, 2, 3, \cdots) \tag{11-10}$$

（3）明条纹宽度：即相邻两暗纹中心间距

$$\Delta x' = x_{k+1} - x_k = \frac{\lambda f}{a} \tag{11-11}$$

中央明纹宽度：即两个第一级暗条纹中心间的距离

$$\Delta x = 2\Delta x' = 2f\frac{\lambda}{a} \tag{11-12}$$

中央明纹的半角宽度为

$$\theta \approx \sin\theta = \frac{\lambda}{a} \tag{11-13}$$

2. 菲涅尔衍射　非平行光的衍射。

3. 圆孔的夫琅禾费衍射　光学仪器的分辨本领。

（1）艾里斑（中央亮斑）的半角宽度：　$\theta \approx \sin\theta = 1.22\dfrac{\lambda}{D}$ (11-14)

艾里斑的半径：　$r = f\theta = 1.22f\dfrac{\lambda}{D}$ (11-15)

（2）光学仪器的分辨本领 R：

$$R = \frac{D}{1.22\lambda} \tag{11-16}$$

4. 光栅的夫琅禾费衍射

（1）光栅方程：明纹条件

θ 方向上相邻狭缝对应子波光线的光程差：$\delta = d\sin\theta$ $(d = a + b)$

$$d\sin\theta = \pm k\lambda, \quad k = 0, 1, 2, \cdots \quad 相干加强，明纹 \tag{11-17}$$

（2）缺级：缺级条件

$$d\sin\theta = \pm k\lambda, \quad k = 0, 1, 2, \cdots \tag{11-18}$$

$$a\sin\theta = \pm k'\lambda, \quad k' = 1, 2, 3, \cdots \tag{11-19}$$

缺级级数：$k = \pm\dfrac{d}{a}k'$

（三）光的偏振

1. 光矢量，自然光，线偏振光，部分偏振光，振动面，起偏器和检偏器的概念。

2. 马吕斯定律　强度为 I_0 的线偏振光通过偏振化方向与其光振动方向夹角为 θ 的偏振片后的光强 $I = I_0\cos^2\theta$。

强度为 I_0 的自然光透过偏振片后的强度：　$I = \dfrac{1}{2}I_0$ (11-20)

3. 布儒斯特定律　当入射角 i_0 与折射角 γ 之和等于 90° 时 $(i_0 + \gamma = 90°)$ 反射光为垂直于入射面的线偏振光。可用于偏振光的获取。

$$n_1\sin i_0 = n_2\sin\gamma = n_2\cos i_0 \tag{11-21}$$

布儒斯特定律：
$$\tan i_0 = \frac{n_2}{n_1}$$
（11-22）

当入射角 $i \neq i_0$ 时，反射光为部分偏振光。

4. 光的双折射

（1）双折射，光轴，单轴晶体，双轴晶体，主平面的概念。

（2）o 光（寻常光）：遵守折射定律，是波面为球面的平面偏振光，其振动方向垂直于 o 光主平面。

e 光（非寻常光）：不遵从折射定律，是波面为旋转椭球面的平面偏振光，其振动方向在 e 光主平面内。

（3）正晶体：$n_o < n_e (u_o > u_e)$

负晶体：$n_o > n_e (u_o < u_e)$

5. 二向色性　某些晶体对相互垂直的光振动有选择性吸收的现象。可用于产生线偏振光。

6. 物质的旋光性　线偏振光通过某些特殊物质时振动面发生旋转的现象。有左旋和右旋之分。

旋光角：旋光晶体 $\psi = \alpha L$

旋光溶液 $\psi = \alpha c L$ 或 $\psi = [\alpha]_\lambda^t \dfrac{c}{100} L$ 用于旋光溶液浓度 c 的测量——旋光仪或糖量计。

旋光色散：同一旋光物质对不同波长的线偏振光产生不同的旋光角。即旋光率 α 随波长 λ 而变。

圆二色性：速度不同振幅也不同的左、右旋圆偏振光叠加产生椭圆偏振光的现象。

二、解题指导——典型例题

[例 11-1]　双狭缝相距 0.3mm，位于离屏 50cm 处，当用波长为 600nm 的光照射双缝时，干涉图样的第三级明纹中心和第三级暗纹中心与中央明纹中心的距离各是多少？

解：据双缝干涉的明暗纹公式

$$\text{明纹}\quad d\sin\theta = \pm 2k\frac{\lambda}{2}\quad(k = 0,1,2,\cdots)$$

$$\text{暗纹}\quad d\sin\theta = \pm(2k-1)\frac{\lambda}{2}\quad(k = 1,2,3,\cdots)$$

当 $D \gg d$ 时

$$\sin\theta \approx \tan\theta = \frac{x}{D}$$

可得第三级明纹中心（取 $k = 3$）距中央明纹中心的距离 x_3 为：

$$x_3 = 2k\frac{\lambda}{2}\times\frac{D}{d} = 3\times 600\times 10^{-9}\times\frac{50\times 10^{-2}}{0.3\times 10^{-3}} = 3\times 10^{-3}(\text{m})$$

第三级暗纹距中央明纹的距离 x_3' 为

$$x_3' = (2k-1)\frac{\lambda}{2}\times\frac{D}{d} = 5\times\frac{600\times 10^{-9}}{2}\times\frac{50\times 10^{-2}}{0.3\times 10^{-3}} = 2.5\times 10^{-3}(\text{m})$$

[例 11-2]　波长为 $\lambda = 600$nm 的单色光垂直入射到置于空气中的平行平面薄膜上，已知膜的折射率 $n = 1.54$，求：

（1）反射光最强时膜的最小厚度；

（2）透射光最强时膜的最小厚度。

分析：平行平面膜反射光的强弱取决于该膜上、下表面反射的两相干光相干叠加的结果。当两反射相干光的光程差 δ 等于半波长的偶数倍 $2k \cdot \dfrac{\lambda}{2}$ 时相干加强(反射光最强)。当 δ 等于半波长的奇数倍时,相干削弱(反射光最弱,亦即透射光最强)。应当注意,光由光疏介质射向光密介质表面发生反射时,反射光会发生半波损失。

解:空气中的薄膜,上表面的反射光有半波损失,设薄膜厚度为 e,反射光最强必须满足

$$\delta = 2ne + \frac{\lambda}{2} = k\lambda \quad (k=1,2,3\cdots)$$

透射光最强时反射光最弱,满足

$$\delta = 2ne + \frac{\lambda}{2} = (2k+1)\frac{\lambda}{2} \quad (k=1,2,3\cdots)$$

即 $2ne = k\lambda$

(1)反射光最强时,膜的最小厚度(k 取 1)e_{min}:

$$2ne_{min} + \frac{\lambda}{2} = \lambda$$

$$e_{min} = \frac{\lambda}{4n} = \frac{600}{4 \times 1.54} = 97.4(nm) = 0.097(\mu m)$$

(2)透射光最强时,膜的最小厚度(k 取 1)e_{min}:

$$e_{min} = \frac{\lambda}{2n} = = \frac{600}{2 \times 1.54} = 195(nm) = 0.195(\mu m)$$

[**例 11-3**] 波长 $\lambda = 500nm$ 的单色光垂直光栅面入射,测得第 3 级谱线的衍射角 $\theta_3 = 30°$,并发现第 4 级缺级,求:

(1)光栅常数 d;

(2)光栅上狭缝的最小宽度;

(3)屏幕上实际可呈现的谱线数目。

分析:波长为 λ 的单色光垂直光栅面入射时,第 k 级谱线的衍射角满足光栅方程 $d\sin\theta = \pm k\lambda$,$k=0,1,2\cdots$。如果满足上式的 θ 角同时又满足单缝衍射暗条纹公式 $a\sin\theta = \pm k'\lambda (k=1,2,3\cdots)$ 时,光栅衍射图样上便缺少这一级明条纹,这一现象称为缺级。当 $|\sin\theta|=1$ 时对应最高级次的 k,即满足 $|\sin\theta|<1$ 的级次才有可能在屏幕上出现。

解:(1)由光栅方程 $d\sin\theta = \pm k\lambda$,即可求出光栅常数

$$d\sin\theta_3 = 3\lambda$$

$$d = \frac{3\lambda}{\sin\theta_3} = \frac{3 \times 500}{0.5} = 3\,000(nm) = 3\mu m$$

(2)第 4 级缺级,则有

$$\frac{d}{a} = \frac{k}{k'} = \frac{4}{k'}, \quad a = \frac{d}{4}k'$$

$k'=1$ 时为狭缝最小宽度条件

∴ 狭缝最小宽度为

$$a = \frac{d}{4} = 0.75(\mu m)$$

(3)由光栅方程 $d\sin\theta = \pm k\lambda$ $(k=0,1,2\cdots)$

必须 $|\sin\theta|<1$

即满足 $\left|\dfrac{k\lambda}{d}\right|<1$ 的级次才有可能在屏幕上出现。

解不等式 $\dfrac{k\lambda}{d}<1\Rightarrow k<\dfrac{d}{\lambda}=6$

$$\dfrac{k\lambda}{d}>-1\Rightarrow k>-\dfrac{d}{\lambda}=-6$$

注意到第 4 级缺级,可见级次为:0、±1、±2、±3、±5,共 9 条谱线。

[例 11-4] 有两个偏振片 P_1、P_2 重叠在一起,一束强度为 I_0 的线偏振光垂直入射到 P_1、P_2 上,P_1、P_2 的偏振化方向与入射的线偏振光振动方向的夹角分别为 15° 和 90°,求通过这两个偏振片后的透射光强 I。

解:由于入射光为线偏振光,根据马吕斯定律,透过第一个偏振片后的透射光强 I_1 为

$$I_1 = I_0 \cos^2 15°$$

透过第二个偏振片后的透射光强

$$I = I_1 \cos^2 75°$$

$$I = I_0 \cos^2 15° \cos^2 75°$$

$$I = I_0 \cos^2 15° \sin^2 15°$$

$$I = \dfrac{I_0}{4} \sin^2 30°$$

$$I = \dfrac{1}{16} I_0$$

三、思考题与习题解答

11-1 在杨氏双缝干涉实验中,如果光源 S 到两狭缝 S_1 和 S_2 的距离不等,例如 $SS_1 > SS_2$,对实验结果有什么影响?

答:如果光源 S 到两狭缝 S_1 和 S_2 的距离不等,S_1、S_2 虽不再同相位,但相位差恒定,仍是相干光源,仍然能产生干涉。只是由于初相的改变使干涉加强和减弱的条件有所变化,干涉条纹的位置也随之发生相应的变化。

11-2 为什么挡住光线容易,而挡住声音难?

答:因为光波的波长比声波的波长短得多,一般障碍物的线度比起光波的波长大得多,光波不容易产生衍射,而声波容易产生衍射,所以挡住光线容易,挡住声音难。

11-3 在观察单缝衍射时,如果单缝在垂直于它后面的透镜的光轴的方向上向上或向下移动,屏上衍射图样是否改变?为什么?

答:因为在单缝衍射中,凡是衍射角 θ 相同的平行光都会聚在屏幕上相同的点,因此单缝衍射图样在屏上的位置与狭缝在垂直于光轴方向上的位置无关。所以,如果单缝垂直于它后面的透镜的光轴向上或向下移动时,屏上衍射图样的位置不会改变。

11-4 在杨氏双缝干涉实验中,双缝间距为 0.20mm,屏与缝相距 1.00m,若干涉条纹的第 3 级明纹中心距中央明纹中心 7.5mm,求光波波长。

解:由公式 $x = \pm k\dfrac{D}{d}\lambda$ 得

$$\lambda = \frac{xd}{kD}$$

$$\because \quad d = 0.20\text{mm}, \quad D = 1.00\text{m}, \quad k = 3, \quad x = 7.5\text{mm}$$

$$\therefore \quad \lambda = \frac{7.5 \times 10^{-3} \times 0.20 \times 10^{-3}}{3 \times 1.00} = 0.5 \times 10^{-6} (\text{m}) = 500(\text{nm})$$

11-5 在杨氏双缝干涉实验中,两缝相距 0.30mm,要使波长为 600nm 的光通过后在屏上产生间距为 1.00mm 的干涉条纹,问屏距缝应有多远?

解:据题意,由公式 $\Delta x = \dfrac{D}{d}\lambda$ 得

$$D = \frac{\Delta x d}{\lambda} = \frac{1.0 \times 10^{-3} \times 0.30 \times 10^{-3}}{600 \times 10^{-9}} = 0.50(\text{m})$$

11-6 波长 550nm 的光波垂直入射一层厚度 $e = 1.0\mu\text{m}$ 的薄膜。膜的折射率为 1.375。请问:

(1) 光在膜中的波长是多少?

(2) 在膜内 $2e$ 距离含多少波长?

(3) 若膜两侧都是空气,在膜面上反射的光波与经膜底面反射后重出膜面的光波的相位差为多少?

解:(1) 光波在膜内的波长为

$$\lambda' = \frac{\lambda}{n} = \frac{550}{1.375} = 400(\text{nm})$$

(2) 在膜内 $2e$ 距离内含的波长数为

$$N = \frac{2e}{\lambda'} = \frac{2 \times 1.0 \times 10^{-6}}{400 \times 10^{-9}} = 5(\text{个})$$

(3) 若膜面上的反射光因半波损失而产生的相位突变取为 $-\pi$,则经膜底反射后重出膜面的光波与膜面上反射的光波的相位差为

$$\Delta\phi = \frac{2en}{\lambda} \times 2\pi + \pi = \frac{2 \times 1 \times 10^{-6} \times 1.375}{550 \times 10^{-9}} \times 2\pi + \pi = 11\pi$$

若膜面上的反射光因半波损失而产生的相位突变取为 π,则 $\Delta\varphi = 9\pi$。

11-7 用一层透明物质涂在玻璃上,使波长 520nm 的光反射最少。若玻璃折射率为 1.50,透明物质折射率为 1.30,求该涂层的最小厚度。

解:由于两次反射都有半波损失,两次反射光波互相削弱的条件是 $2ne = (2k+1)\lambda/2$,所以该涂层的最小厚度应为(取 $k=0$)

$$e = \frac{\lambda}{4n} = \frac{520}{4 \times 1.30} = 100(\text{nm})$$

11-8 一玻璃劈尖,折射率 $n = 1.52$,波长 $\lambda = 589.3\text{nm}$ 的钠光垂直入射,测得相邻干涉条纹间距 $L = 5.0\text{mm}$,求劈尖夹角。

解:由公式 $L = \dfrac{\lambda}{2n\theta}$ 据题意可得

$$\theta = \frac{\lambda}{2nL} = \frac{589.3 \times 10^{-9}}{2 \times 1.52 \times 5.0 \times 10^{-3}} = 3.88 \times 10^{-5}(\text{rad})$$

又 $1\text{rad} = (2.062\,65 \times 10^{5})''$

$$\therefore \quad \theta = (3.88 \times 10^{-5} \times 2.062\,65 \times 10^{5})'' \approx 8''$$

11-9 用单色光观察牛顿环,测得某一明环的直径为 3.00mm,它外面第 5 个明环直径为

4.60mm,平凸透镜的曲率半径为 1.03m,求此单色光的波长。

解:据题意,$r_k = \dfrac{3.00}{2} = 1.50(\text{mm})$,$r_{k+5} = \dfrac{4.60}{2} = 2.30(\text{mm})$

$R = 1.03\text{m}$,由公式 $r = \sqrt{\dfrac{(2k-1)R\lambda}{2}}$,得

$$r_{k+5}^2 - r_k^2 = \left(\sqrt{\dfrac{[2(k+5)-1]R\lambda}{2}}\right)^2 - \left(\sqrt{\dfrac{(2k-1)R\lambda}{2}}\right)^2 = 5R\lambda$$

则　$\lambda = \dfrac{r_{k+5}^2 - r_k^2}{5R}$

$$= \dfrac{(2.30^2 - 1.50^2) \times 10^{-6}}{5 \times 1.03}$$

$$= 0.590 \times 10^{-6}(\text{m}) = 590(\text{nm})$$

11-10　一单色平行光垂直入射一单缝,其衍射图样的第三级明纹中心的位置恰与波长为 600nm 的单色光入射该缝时衍射图样的第二级明纹中心的位置重合,试求该单色光的波长。

解:根据题意,由公式 $a\sin\theta = \pm(2k+1)\dfrac{\lambda}{2}$,得

$$(2k_1 + 1)\dfrac{\lambda_1}{2} = (2k_2 + 1)\dfrac{\lambda_2}{2}$$

又 $k_1 = 3$,$k_2 = 2$,$\lambda_2 = 600\text{nm}$

则 $\lambda_1 = \dfrac{(2k_2 + 1)\lambda_2}{(2k_1 + 1)}$

$$= \dfrac{(2 \times 2 + 1) \times 600}{(2 \times 3 + 1)} = 428.6(\text{nm})$$

即该单色光的波长为 428.6nm

11-11　在夫琅禾费单缝衍射实验中,波长为 500nm 的单色平行光垂直照射到一缝宽为 0.05mm 的单缝上,在缝后置一焦距为 0.80m 的凸透镜,试求屏上中央明纹和其他明纹的宽度。

解:据题意 $\lambda = 500\text{nm} = 500 \times 10^{-9}\text{m}$,$a = 0.05\text{mm} = 0.05 \times 10^{-3}\text{m}$,$f = 0.80\text{m}$,中央明纹的宽度为

$$\Delta x = 2f\dfrac{\lambda}{a} = 2 \times 0.80 \times \dfrac{500 \times 10^{-9}}{0.05 \times 10^{-3}} = 1.6 \times 10^{-2}\text{m}$$

因为中央明纹的宽度是其他明纹宽度的两倍,所以其他明纹的宽度为 $8.0 \times 10^{-3}\text{m}$。

11-12　一束单色平行光垂直入射到每毫米 500 条缝的光栅上,所形成的第二级谱线与原入射方向成 30° 角,求该光波的波长。

解:据题意 $d = \dfrac{1 \times 10^{-3}}{500}\text{m}$,$\theta = 30°$,$k = 2$

由光栅方程 $d\sin\theta = \pm k\lambda$ 得

$$\lambda = \dfrac{d\sin\theta}{k} = \dfrac{1 \times 10^{-3} \times \sin 30°}{500 \times 2} = 0.5 \times 10^{-6}(\text{m}) = 500(\text{nm})$$

11-13　一束平行的复色光垂直入射光栅,如果其中某一波长光波的第三级谱线与波长为 600nm 的光波的第二级谱线重合,求该光波的波长。

解:设 $k_1 = 3$,$k_2 = 2$,$\lambda_2 = 600\text{nm}$

据题意由光栅方程 $d\sin\theta = \pm k\lambda$ 可得

$$k_1\lambda_1 = k_2\lambda_2$$

$$\lambda_1 = \frac{k_2\lambda_2}{k_1} = \frac{2\times600}{3} = 400(\text{nm})$$

11-14　波长为589nm的平行钠光垂直入射到每毫米500条缝的透射光栅上,屏上最多能看到第几级明纹?

解: 据题意 $d = \frac{1\times10^{-3}}{500}\text{m}, \lambda = 589\text{nm} = 5.89\times10^{-7}\text{m}$

由光栅方程 $d\sin\theta = \pm k\lambda$ 得

$$k = \frac{d\sin\theta}{\lambda}$$

又　∵　$\sin\theta \leqslant 1$

∴　$k \leqslant \frac{d}{\lambda} = \frac{1\times10^{-3}}{500\times5.89\times10^{-7}} = 3.4$

最多能看到第三级明条纹

11-15　两块偏振片的偏振化方向互成90°角,在它们之间插入另一块偏振片,使它的偏振化方向与第一片的偏振化方向夹角为 θ。射向第一块偏振片的自然光强度为 I_0,求光通过三块偏振片后的光强。

(1) $\theta = 45°$;

(2) $\theta = 30°$。

解: 设通过三块偏振片的光强分别为 I_1、I_2、I_3,
根据马吕斯定律,当

(1) $\theta = 45°$时

$$I_1 = \frac{1}{2}I_0, \quad I_2 = I_1\cos^2 45°$$

则　$I_3 = I_2\cos^2 45° = \frac{1}{2}I_0\cos^4 45° = \frac{1}{2}\times I_0\times\left(\frac{\sqrt{2}}{2}\right)^4 = \frac{1}{8}I_0$

(2) $\theta = 30°$时

$$I_1 = \frac{1}{2}I_0, \quad I_2 = I_1\cos^2 30°$$

则　$I_3 = I_2\cos^2(90°-30°) = \frac{1}{2}I_0\cos^2 30°\times\cos^2 60°$

$$= \frac{1}{2}\times I_0\times\left(\frac{\sqrt{3}}{2}\right)^2\times\left(\frac{1}{2}\right)^2 = \frac{3}{32}I_0$$

11-16　两块偏振片的偏振化方向互相垂直,在它们之间插入两块偏振片,使相邻两块偏振片偏振化方向都夹30°角。如果入射的自然光强度为 I_0,求通过所有偏振片后光的强度。

解: 设通过偏振片的光强依次为 I_1、I_2、I_3、I_4,
根据马吕斯定律可得

$$I_1 = \frac{1}{2}I_0, \quad I_2 = I_1\cos^2 30°, \quad I_3 = I_2\cos^2 30°$$

则　$I_4 = I_3\cos^2 30° = \frac{1}{2}I_0\times\cos^2 30°\times\cos^2 30°\times\cos^2 30°$

$$= \frac{1}{2}I_0 \times \left(\frac{\sqrt{3}}{2}\right)^6 = 0.21I_0$$

11-17 平行平面玻璃板放置在空气中,空气折射率近似为 1,玻璃折射率 $n = 1.50$。试问当自然光以布儒斯特角入射到玻璃的上表面时,折射角是多少?当折射光在下表面反射时,其反射光是否是线偏振光?

解: 对于玻璃板的上表面,据题意,由布儒斯特定律可得

$$i_0 = arctan\, n_{21} = arctan\, 1.50 = 56.3°$$

$$\therefore \quad \gamma = 90° - i_0 = 33.7°$$

对于玻璃板内的下表面,布儒斯特角为

$$i'_0 = arctan\, \frac{1}{n} = arctan\, \frac{1}{1.50} = 33.7°$$

所以玻璃板内的折射光也是以其布儒斯特角入射到玻璃板下表面上的,因此它的反射光也是线偏振光。

四、自我评估题

11-1 相干光产生干涉现象,在空间某点的加强条件是两光源(初相位相同)到该点(　　　)

A. 几何路程相同　　　　　　　　B. 光强度相同

C. 光程差是波长的整数倍　　　　D. 振动方向相同

E. 相差恒定

(C)

11-2 波长为 λ 的单色光垂直投射在一单缝上,若 P 点为衍射图样的二级明纹,则对 P 点而言,单缝可分割成的半波带数目为(　　　)

A. 2　　　　　　B. 3　　　　　　C. 4　　　　　　D. 5　　　　　　E. 6

(D)

11-3 在夫琅禾费单缝衍射实验中,若增大缝宽,其他条件不变,中央明条纹将

A. 宽度变小　　　　　　　　　　B. 宽度变大

C. 宽度不变,强度不变　　　　　D. 宽度不变,强度变小

E. 宽度不变,强度变大

(A)

11-4 自然光以 60° 的入射角照射到某一透明介质表面时,若反射光为平面偏振光,则

A. 折射光为平面偏振光,折射角为 30°

B. 折射光为平面偏振光,折射角为 60°

C. 折射光为部分偏振光,折射角为 30°

D. 折射光为平面偏振光,折射角不能确定

E. 折射光为部分偏振光,折射角不能确定

(C)

11-5 已知盐酸四环素溶液的旋光率 $[a]_{589.3nm}^{20℃} = 250° \cdot cm^3 \cdot g^{-1} \cdot dm^{-1}$。若实验测得厚度为 20cm 的该种溶液的旋光角为 15°,则溶液的浓度为

A. 0.003g·cm⁻³　　B. 0.03g·cm⁻³　　C. 0.06g·cm⁻³　　D. 0.6g·cm⁻³　　E. 0.3g·cm⁻³

(B)

11-6　在光栅常数 $d = 1.8 \times 10^{-6}$ m 的透射光栅中,理论上第三级光谱可观察到的最长波长为_____。

（600nm）

11-7　一束波长为 λ 的单色光垂直投射到一个双缝上,在屏上形成干涉条纹。若 P 点为第一级暗纹的位置,那么由两缝到达 P 点的光程差为_____。

（$\lambda /2$）

11-8　一衍射光栅宽 3.00cm,用波长 600nm 的单色光垂直照射时,第二级明纹的衍射角为 30°,光栅上总的刻痕线有_____条。

（1.25×10^{4}）

11-9　波长为 700nm 单色光垂直照射一双缝,如果两狭缝间距为 0.3mm,单色光通过双缝后在屏上产生间距为 2.1mm 的干涉条纹,求双缝到屏幕的距离。

（0.9m）

11-10　在夫琅禾费单缝衍射实验中,当复色光垂直照射在 0.05mm 宽的单缝上,若将焦距为 40cm 的透镜竖直置于缝的后面并使出射光会聚到像屏上,在屏上 $x = 12$mm 处看到一明纹,求此明纹所对应的入射光波波长及衍射级数。

（当 $\lambda = 600$nm 时,为第 2 级衍射明条纹;当 $\lambda = 429$nm 时,为第 3 级衍射明条纹）

11-11　在夫琅禾费单缝衍射实验中,用波长为 550nm 的平行光垂直入射到一缝宽为 0.05mm 的单缝上,其后用焦距为 40cm 的凸透镜将衍射光会聚于透镜焦平面的光屏上,求:

（1）屏上中央明纹的宽度;

（2）二级明纹衍射角的正弦值。

[（1）8.8×10^{-3} m;（2）0.027 5]

11-12　用氦氖激光器的红光（$\lambda = 632.8$nm）垂直照射光栅。第一级明纹出现在衍射角为 30° 的方向上,问:

（1）此光栅的光栅常数?

（2）1cm 内有多少条缝?

[（1）$d \approx 1.27 \times 10^{-4}$cm;（2）$N = 7\ 874$ 条]

11-13　用一束单色光垂直照射每厘米具有 4 500 条刻痕的光栅上,现测得其所成三级明纹与入射方向成 45° 角,求该单色光的波长。

（524nm）

11-14　复色光 $\lambda_1 = 600$nm,$\lambda_2 = 400$nm 垂直入射光栅,测得离中央明纹中心 5cm 处,λ_1 光的第 k 级谱线与 λ_2 光的第 $k+l$ 级谱线重合。若光栅与观察屏间会聚透镜的焦距 $f = 50$cm,问:

（1）上述 k 为何值?

（2）光栅常数 d 多大?

[（1）$k = 2$;（2）$d \approx 1.21 \times 10^{-3}$cm]

11-15　两偏振片的偏振化方向成 30° 夹角时,透射光强度为 I_1,若入射光方向不变并转动第二块偏振片使两偏振片的偏振化方向的夹角为 45°,求透射光强度 I_2。

$\left(I_2 = \dfrac{2}{3} I_1 \right)$

（王　勇）

第十二章 | 量子物理基础

一、本章内容提要

1. **黑体辐射** 由热运动引起的电磁辐射称为热辐射。

当辐射和吸收达到平衡时,物体的温度不再变化而处于热平衡状态,这时的热辐射称为平衡热辐射。

描述热辐射的两个物理量:辐出度 $M(T)$ 和单色辐出度 $M_\lambda(T)$,二者的关系为

$$M(T) = \int_0^\infty M_\lambda(T)\,\mathrm{d}\lambda \tag{12-1}$$

一个物体对入射的电磁波能量能全部吸收,就称它为黑体。

黑体辐射的两条实验规律:

(1)斯特藩-玻尔兹曼定律:在一定温度下,黑体的辐出度 $M(T)$ 与绝对温度的四次方成正比,即

$$M(T) = \sigma T^4 \tag{12-2}$$

$$其中\ \sigma = 5.67 \times 10^{-8}\,\mathrm{W \cdot m^{-2} \cdot K^{-4}}$$

(2)维恩位移定律:黑体辐射的峰值波长 λ_m 与其绝对温度 T 成反比,即

$$T\lambda_m = b \tag{12-3}$$

其中: $b = 2.898 \times 10^{-3}\,\mathrm{m \cdot K}$

普朗克运用他的能量量子化假设导出了黑体辐射公式

$$M_\lambda(T) = \frac{2\pi hc^2 \lambda^{-5}}{\mathrm{e}^{hc/(\lambda kT)} - 1} \tag{12-4}$$

2. **光电效应与爱因斯坦的光子假设**

光电效应的实验规律:①饱和光电流与照射光强成正比;②光电子的最大初动能与遏止电压 U_s 的关系为 $\frac{1}{2}mv^2 = eU_s$;③不同金属有不同的红限和逸出功;④遏止电压 U_s 与照射光频率 ν 呈线性关系 $U_s = k(\nu - \nu_0)$;⑤金属表面从接受光照到逸出光电子,所需时间不超过 $10^{-9}\mathrm{s}$ 。

爱因斯坦光电效应方程:
$$h\nu = \frac{1}{2}mv^2 + A, \quad (A = h\nu_0) \tag{12-5}$$

光的波粒二象性:光具有波动性,又具有粒子性,称为光的波粒二象性。波的特征量是波长 λ 和频率 ν ,粒子的特征量是质量 m 和动量 p ,爱因斯坦的相对论把二者联系在一起。

光的能量:
$$\varepsilon = mc^2 = h\nu \tag{12-6}$$

光的质量:
$$m = \frac{\varepsilon}{c^2} = \frac{h\nu}{c^2} \tag{12-7}$$

光的动量：
$$p = mc = \frac{h\nu}{c} = \frac{h}{\lambda} \tag{12-8}$$

3. 康普顿效应　波长改变量 $\Delta\lambda = \lambda - \lambda_0$ 与散射角 φ 的关系为

$$\Delta\lambda = \lambda - \lambda_0 = \lambda_c(1-\cos\varphi) = 2\lambda_c\sin^2\frac{\varphi}{2} \tag{12-9}$$

其中，康普顿波长 $\lambda_c = \frac{h}{m_0 c} = 2.43 \times 10^{-12}(\mathrm{m}) = 0.002\,43\mathrm{nm}$

4. 氢原子光谱的规律性

$$\frac{1}{\lambda} = R_\infty\left(\frac{1}{k^2} - \frac{1}{n^2}\right), \quad n = k+1, k+2, k+3, \cdots \tag{12-10}$$

5. 玻尔的氢原子理论

（1）定态假设：
$$L = m\nu r = n\frac{h}{2\pi} = n\hbar; \quad \hbar = \frac{h}{2\pi}, \quad n = 1,2,3,\cdots \tag{12-11}$$

（2）跃迁假设：
$$h\nu = E_n - E_k, \quad \nu = (E_n - E_k)/h \tag{12-12}$$

（3）对应原理：新理论应包容在一定经验范围内证明是正确的旧理论中，旧理论应是新理论的极限形式或局部情况。

（4）重要结论：

电子轨道半径：
$$r_n = \frac{\varepsilon_0 h^2}{\pi m e^2}n^2, \quad n = 1,2,3,\cdots \tag{12-13}$$

电子轨道速率：
$$v_n = \frac{e^2}{2\varepsilon_0 hn}, \quad n = 1,2,3,\cdots \tag{12-14}$$

氢原子能量：
$$E_n = -\frac{me^4}{8\varepsilon_0^2 h^2 n^2}, \quad n = 1,2,3,\cdots \tag{12-15}$$

6. 德布罗意物质波假设　质量为 m，以速度 v 运动的实物粒子的能量和动量可表示为

$$E = mc^2 = h\nu \tag{12-16}$$

$$p = mv = \frac{h}{\lambda} \tag{12-17}$$

7. 不确定关系

（1）坐标和动量的不确定关系 $\Delta x \cdot \Delta p_x \geq h$ 或 $\Delta x \cdot \Delta p_x \geq \frac{\hbar}{2}$；

（2）能量和时间的不确定关系 $\Delta E \cdot \Delta t \geq h$ 或 $\Delta E \cdot \Delta t \geq \frac{\hbar}{2}$。

8. 波函数 $\psi(r,t)$　物质波是概率波，其波函数具有波和概率双重特性：

（1）波函数振幅的平方表示粒子在空间某点出现的概率密度。

$$\rho = |\psi|^2 = \psi \cdot \psi^* \tag{12-18}$$

（2）波函数满足单值、连续、有限的标准条件。

（3）波函数满足归一化条件 $\int_V |\psi|^2 \mathrm{d}V = 1$。

（4）波函数满足叠加原理。

9. 薛定谔方程

自由粒子的薛定谔方程 $\dfrac{\mathrm{d}^2\psi(x)}{\mathrm{d}x^2} + \dfrac{2mE_k}{\hbar^2}\psi(x) = 0$ 　(12-19)

定态薛定谔方程

一维形式:
$$\frac{\mathrm{d}^2\psi(x)}{\mathrm{d}x^2}+\frac{2m}{\hbar^2}(E-U)\psi(x)=0 \tag{12-20}$$

三维形式:
$$\frac{\partial^2\psi(x,y,z)}{\partial x^2}+\frac{\partial^2\psi(x,y,z)}{\partial y^2}+\frac{\partial^2\psi(x,y,z)}{\partial z^2}+\frac{2m}{\hbar^2}(E-U)\psi(x,y,z)=0 \tag{12-21}$$

10. 量子力学的原子结构概念

能量量子化:
$$E_n=-\frac{me^4}{8\varepsilon_0^2h^2}\cdot\frac{Z^2}{n^2}, \quad n=1,2,3,\cdots \tag{12-22}$$

角动量量子化:
$$L=\sqrt{l(l+1)}\frac{h}{2\pi}=\sqrt{l(l+1)}\,\hbar, \quad l=0,1,2,3,\cdots,n-1 \tag{12-23}$$

空间量子化:
$$L_z=m\frac{h}{2\pi}=m\hbar, \quad m=0,\pm1,\pm2,\cdots,\pm l \tag{12-24}$$

自旋量子化:
$$L_s=\sqrt{s(s+1)}\frac{h}{2\pi}=\sqrt{s(s+1)}\,\hbar \tag{12-25}$$

$$L_{sz}=m_s\frac{h}{2\pi}=m_s\hbar, \quad m_s=-s,-s+1,\cdots,+s \tag{12-26}$$

类氢离子的电子运动状态,要由四个量子数(n,l,m,m_s)确定,电子的可能运动状态为Z_n个,

$$Z_n=\sum_{l=0}^{n-1}2(2l+1)=2n^2 \tag{12-27}$$

11. 多电子原子的电子壳层结构 核外电子在壳层和支壳层上的分布由下面两条原理决定。

(1)泡利不相容原理:在一个原子内不可能有两个或两个以上的电子处在完全相同的量子状态。

(2)能量最小原理:原子处于正常状态时,其中每个电子都要趋向于占有最低的能级。

能量越低越稳定,它是一个自然规律。

二、解题指导——典型例题

[例12-1] 求氢原子的电离能。

解:氢原子的电离能等于氢原子的电子由$n=1$的轨道跃迁到离原子核无穷远处($n\to\infty$)所需的功A,这功等于无穷远处的能量与基态能量的差值,即

$$A=\Delta E=E_\infty-E_1=-E_1=\frac{me^4}{8\varepsilon_0^2h^2}$$

$$=\frac{9.11\times10^{-31}\times(1.6\times10^{-19})^4}{8\times(8.85\times10^{-12})^2\times(6.626\times10^{-34})^2}(\mathrm{J})$$

$$=2.17\times10^{-18}(\mathrm{J})$$

$$=13.6(\mathrm{eV})$$

[例12-2] 波长$\lambda=0.2\mathrm{nm}$的光子受到石墨中的电子的散射,在与入射方向成90°的方向上观察。求:

(1)散射线的偏移$\Delta\lambda$;

(2)反冲电子的动能。假设散射前电子可看作静止不动。

解:(1) 根据康普顿散射公式中射线偏移 $\Delta\lambda$ 与散射角 φ 的关系,可得到

$$\Delta\lambda = \frac{2h}{m_0 c}\sin^2\frac{\varphi}{2}$$

$$= \frac{2\times6.626\times10^{-34}}{9.11\times10^{-31}\times3\times10^8}\sin^2\frac{90°}{2}(\text{m})$$

$$= 2.42\times10^{-12}(\text{m})$$

$$= 2.42\times10^{-3}(\text{nm})$$

(2) 反冲电子的动能 E_k 等于光子损失的能量,即

$$E_k = h\nu_0 - h\nu = hc\left(\frac{\lambda-\lambda_0}{\lambda\lambda_0}\right) = hc\frac{\Delta\lambda}{\lambda_0(\lambda_0+\Delta\lambda)}$$

$$= 6.626\times10^{-34}\times3\times10^8\times\frac{2.42\times10^{-12}}{0.2\times10^{-9}\times(0.2\times10^{-9}+2.42\times10^{-12})}(\text{J})$$

$$= 1.188\times10^{-17}(\text{J})$$

$$= 74.2(\text{eV})$$

[例 12-3] 一个质量 $m=1\text{kg}$ 的球,挂在倔强系数 $k=10\text{N/m}$ 的弹簧下,做振幅 $A=1\times10^{-2}\text{m}$ 的简谐振动,求振子能量的量子数,如果量子数改变 1,能量变化多少?

解:谐振子的频率 $\nu = \frac{1}{2\pi}\sqrt{\frac{k}{m}} = \frac{1}{2\pi}\sqrt{10} = 0.503(\text{Hz})$

振子的能量 $\varepsilon = \frac{1}{2}kA^2 = \frac{1}{2}\times10\times(1\times10^{-2})^2 = 5\times10^{-4}(\text{J})$

量子数 $n = \frac{\varepsilon}{h\nu} = \frac{5\times10^{-4}}{6.626\times10^{-34}\times0.503} = 1.5\times10^{30}$

量子数 n 变化 1,能量变化为 $h\nu$,能量变化率为

$$\frac{\Delta\varepsilon}{\varepsilon} = \frac{h\nu}{nh\nu} = \frac{1}{n} = \frac{1}{1.5\times10^{30}} = 6.7\times10^{-31}$$

由变化率可以看出,对宏观谐振子,由于量子数很大,振动能量的分立现象不可能观测出来。

[例 12-4] 由普朗克辐射公式推导斯特藩-玻尔兹曼定律。

解:令 $C_1 = 2\pi hc^2$, $x = \frac{hc}{\lambda kT}$

有 $dx = -\frac{hc}{\lambda^2 kT}d\lambda = -\frac{kT}{hc}x^2 d\lambda$

普朗克辐射公式可改写:

$$M_\lambda(T) = \frac{2\pi hc^2\lambda^{-5}}{e^{hc/(\lambda kT)}-1} = \frac{C_1 k^5 T^5}{h^5 c^5}\cdot\frac{x^5}{e^x-1}$$

$$M(T) = \int_0^\infty M_\lambda(T)d\lambda = \frac{C_1 k^4 T^4}{h^4 c^4}\int_0^\infty \frac{x^3}{e^x-1}dx$$

查积分表,得 $\int_0^\infty \frac{x^3}{e^x-1}dx = 6.494$

因此 $M(T) = 6.494\frac{C_1 K^4 T^4}{h^4 c^4} = \sigma T^4$

式中 $\sigma = 6.494 \dfrac{C_1 k^4}{h^4 c^4} = 5.67 \times 10^{-8} \mathrm{W \cdot m^{-2} \cdot K^{-4}}$

上式就是斯特藩-玻尔兹曼定律。

[例 12-5] 由普朗克辐射公式推导维恩位移定律。

解:令 $x = \dfrac{hc}{\lambda kT}$

得

$$M_\lambda(T) = \frac{2\pi hc^2 \lambda^{-5}}{\mathrm{e}^{\frac{hc}{\lambda kT}} - 1} = \frac{2\pi k^5 T^5 x^5}{h^4 c^3 (\mathrm{e}^x - 1)}$$

对 $M_\lambda(T)$ 求极值,即 $\dfrac{\mathrm{d}M_\lambda(T)}{\mathrm{d}x} = 0$

得 $5\mathrm{e}^x - x\mathrm{e}^x - 5 = 0$

这是一个超越方程,只能用图解法或逐次逼近法求解。

解得 $x_m = 4.965$

所以 $\lambda_m = \dfrac{hc}{x_m kT} = \dfrac{hc}{4.965kT}$

即 $T\lambda_m = \dfrac{hc}{4.965k} = 2.898 \times 10^{-3} (\mathrm{m \cdot K}) = b$

这就是维恩位移定律。

[例 12-6] 在天文学中常用斯特藩-玻尔兹曼定律来计算恒星半径。测得某恒星离地球距离为 $4.3 \times 10^{17} \mathrm{m}$。表面温度 5 200K,到达地球上每单位面积的辐射功率为 $1.2 \times 10^{-8} \mathrm{W \cdot m^{-2}}$。将恒星视为黑体,估算恒星半径 R。

解:恒星的总辐射功率为 $4\pi R^2 \sigma T^4$,在辐射到达地面时,辐射能已扩大到半径为 $4.3 \times 10^{17} \mathrm{m}$ 的球面上,即总辐射功率为

$$4\pi R^2 \sigma T^4 = 4\pi (4.3 \times 10^{17} \mathrm{m})^2 \times 1.2 \times 10^{-8} = 2.8 \times 10^{28} (\mathrm{W})$$

故 $R = \left[\dfrac{2.8 \times 10^{28}}{4\pi \times 5.67 \times 10^{-8} \times (5\ 200)^4}\right]^{\frac{1}{2}} = 7.3 \times 10^9 (\mathrm{m})$

该恒星的半径约为太阳的 10 倍。

[例 12-7] 波长 $\lambda = 500\mathrm{nm}$ 的光沿 x 轴正方向传播,如果测定波长的不准确度为 $\Delta\lambda / \lambda = 10^{-7}$,求同时测定光子位置的不确定量。

解:由 $p = h / \lambda$ 可知光子动量的不确定量大小为

$$\Delta p_x = \frac{\Delta\lambda}{\lambda^2} h$$

又由不确定关系可知,同时测定光子的位置的不准确量为

$$\Delta x \geqslant \frac{\hbar}{2\Delta p_x} = \frac{1}{4\pi} \frac{\lambda^2}{\Delta\lambda} = \frac{1}{4 \times 3.14} \times \frac{500 \times 10^{-9}}{10^{-7}} = 0.40 (\mathrm{m})$$

三、思考题与习题解答

12-1 实物粒子的德布罗意波与电磁波、机械波有什么区别?

答:实物粒子的德布罗意波是概率波,它与经典波不同。

在经典波中,机械波的波函数表示质点振动位移的变化规律,电磁波的波函数表示电场强度 E 或磁感应强度 B 的变化规律,而物质波不代表任何实在的物理量的变化,它的波函数振幅的平方 ψ_0^2 或波的强度表示粒子在空间某处出现的概率密度。

12-2　何谓不确定关系?为什么说不确定关系与实验技术或仪器的改进无关?

答:在经典力学中,质点在任何时刻都有完全确定的位置、动量、能量、角动量等,与此不同,微观粒子具有波动性,以至于它的某些成对物理量不可能同时具有确定值。例如,坐标和动量、能量和时间、角坐标和角动量等。其中一个量越准确,另一个量的不确定度越大,这种关系称为不确定关系。总的说来,对微观粒子而言,只需两个量的量纲的乘积等于 h 的量纲,即 $[A][B]=[h]$,这两个量就存在着不确定关系。

不确定关系是微观粒子具有波粒二象性的反映,是微观世界固有的自然规律。它不是来自实验原理的不完善或仪器的不准确。无论如何改进实验的原理、装置和技能,不确定关系总是成立的。

不确定关系又称为不确定原理,是量子力学的一条基本原理,是人类认识的又一大突破。

12-3　说明波函数的统计意义,波函数应满足什么物理条件?

答:1926 年,德国物理学家玻恩提出了对物质波波函数的统计解释。他指出,微观粒子的物质波是一种概率波,物质波的波函数是复数,它本身并不代表任何可观测的物理量,t 时刻粒子在空间 r 处附近的体积元 dV 中出现的概率 dw 与该处波函数绝对值的平方成正比,即

$$dw = |\psi(r,t)|^2 dV = \psi(r,t) \cdot \psi^*(r,t) dV$$

式中 $\psi^*(r,t)$ 是波函数 $\psi(r,t)$ 的共轭复数。由上式可知,波函数绝对值的平方 $|\psi(r,t)|^2$ 代表 t 时刻,粒子在 r 处单位体积中出现的概率,又称为概率密度,这就是波函数的统计意义。

波函数既然具有概率幅的意义,它必须满足一定条件。由于在空间任一点粒子出现的概率应满足唯一和有限条件,空间各点概率分布应该连续变化,因此波函数必须满足单值、有限、连续条件。又因为粒子必定要在空间的某一点出现,因此任意时刻粒子在空间各点出现的概率总和应等于 1,即应有

$$\int_V |\psi(r,t)|^2 dV = 1$$

此式称为波函数的归一化条件,其中积分区域遍及粒子可能达到的整个空间。

此外,波函数具有线性波的特性,满足叠加原理。

12-4　将波函数在空间各点的振幅同时增加 k 倍,则粒子在空间分布的概率将

A. 增加 k^2 倍　　　　B. 增加 $2k$ 倍　　　　C. 增加 k 倍

D. 不变　　　　E. 增加 $3k$ 倍

（D）

分析:波函数是概率幅,其绝对值的平方 $|\psi(r,t)|^2$ 代表 t 时刻粒子在 r 处单位体积中出现的概率。而概率是相对值,任意 A 和 B 两点之间的概率比值为

$$\frac{|k\psi_A|^2}{|k\psi_B|^2} = \frac{|\psi_A|^2}{|\psi_B|^2}$$

可见,如果波函数在空间各点的振幅同时增加 k 倍时,粒子在空间的概率分布保持不变。

12-5　根据量子力学理论,氢原子中电子的运动状态可以用 n, l, m, m_s 四个量子数来描述,试说明它们各自确定什么物理量?

答:主量子数 n : $n=1,2,3\cdots$,它大体上决定原子中电子的能量。

角量子数 l : $l=0,1,2,3,\cdots,n-1$,它决定电子绕核运动的角动量的大小,也影响电子的能量。

磁量子数 m : $m=0,\pm1,\pm2,\cdots,\pm l$,它决定电子绕核运动的角动量矢量在外磁场中的指向。

自旋磁量子数 m_s : $m_s=\pm\dfrac{1}{2}$,它决定电子自旋角动量矢量在外磁场中的指向。这种指向只有两个方向,即与外磁场同向或反向。

12-6　测量星球表面温度的方法是将星球看成绝对黑体,按维恩位移定律测量出 λ_m 便可求 T。如测得北极星的 $\lambda_m=350\text{nm}$,天狼星的 $\lambda_m=290\text{nm}$,试求这些星球的表面温度各是多少?

解:根据维恩位移定律 $T\lambda_m=b$ 得到

$$T=\frac{b}{\lambda_m}$$

北极星表面的温度为

$$T=\frac{2.898\times10^{-3}}{350\times10^{-9}}=8\ 280\ (\text{K})$$

天狼星表面的温度为

$$T=\frac{2.898\times10^{-3}}{290\times10^{-9}}=9\ 993\ (\text{K})$$

12-7　假设太阳表面温度为 $5\ 800\text{K}$,直径为 $13.9\times10^8\text{m}$,太阳一年由于辐射而损失的能量是多少焦耳?根据质能关系式 $\Delta E=\Delta mc^2$,太阳每年损失的质量是多少千克?

解:太阳一年中损失的能量是

$$\Delta E=M(T)\cdot S\cdot t=\sigma T^4\pi D^2 t$$
$$=5.67\times10^{-8}\times5\ 800^4\times3.14\times(13.9\times10^8)^2\times365\times24\times60^2=1.23\times10^{34}\ (\text{J})$$

太阳每年损失的质量是

$$\Delta m=\frac{\Delta E}{c^2}=\frac{1.23\times10^{34}}{(3\times10^8)^2}=1.37\times10^{17}\ (\text{kg})$$

太阳一年由于辐射而损失的能量是 $1.23\times10^{34}\text{J}$,太阳每年损失的质量是 $1.37\times10^{17}\text{kg}$。太阳的总质量约为 $2\times10^{30}\text{kg}$,即使从人类开始观测天象到现在大约 $5\ 000$ 年内,太阳由于辐射而损失的质量只不过为 $7\times10^{20}\text{kg}$,仅为其总质量的百亿分之三,因此太阳质量的损失不会对行星的运动规律带来影响。

12-8　求证:

(1)当波长较短,温度较低时,普朗克公式可简化为维恩公式;

(2)当波长较长,温度较高时,普朗克公式可简化为瑞利-金斯公式。

证明:根据普朗克公式

$$M_\lambda(T)=2\pi hc^2\lambda^{-5}\frac{1}{e^{\frac{hc}{k\lambda T}}-1}$$

可以证明:

(1)当波长较短,温度较低时,λT 较小,$\dfrac{hc}{k\lambda T}\gg1$,在普朗克公式中分母项的 1 可以略去,从而公式可以简化为

$$M_\lambda(T)=2\pi hc^2\lambda^{-5}e^{-\frac{hc}{k\lambda T}}=C_1\lambda^{-5}e^{-\frac{C_2}{\lambda T}}$$

这就是维恩公式,式中 $C_1 = 2\pi hc^2$, $C_2 = \dfrac{hc}{k}$ 均为常数。

（2）当波长较长,温度较高时,λT 较大,$\dfrac{hc}{k\lambda T} \ll 1$,指数项 $\mathrm{e}^{\frac{hc}{k\lambda T}}$ 展开为

$$\mathrm{e}^{\frac{hc}{k\lambda T}} = 1 + \frac{hc}{k\lambda T} + \frac{1}{2}\left(\frac{hc}{k\lambda T}\right)^2 + \frac{1}{3}\left(\frac{hc}{k\lambda T}\right)^3 + \cdots$$

取前两项时的精度已足够高,因而其余各项可以略去。代入普朗克公式得到

$$M_\lambda(T) = 2\pi hc^2 \lambda^{-5} \frac{1}{1 + \dfrac{hc}{k\lambda T} - 1} = 2\pi ck\lambda^{-4}T = C_3\lambda^{-4}T$$

这就是瑞利-金斯公式,式中 $C_3 = 2\pi ck$ 为一常数。

12-9　由实验可知,在一定条件下,人眼视网膜上接收 5 个蓝绿色光子($\lambda = 500\mathrm{nm}$)就能产生光的感觉,此时视网膜上接收的能量有多少？ 如果每秒都接收 5 个这种光子,问投射到视网膜上的光功率是多少？

解:视网膜接受 5 个光子的能量为

$$E = Nh\nu = \frac{Nhc}{\lambda} = \frac{5 \times 6.626 \times 10^{-34} \times 3 \times 10^8}{500 \times 10^{-9}} = 1.99 \times 10^{-18}(\mathrm{J})$$

投射到视网膜上的功率为

$$P = \frac{E}{t} = \frac{1.99 \times 10^{-18}}{1} = 1.99 \times 10^{-18}(\mathrm{W})$$

12-10　在入射光波长 $\lambda_0 = 400\mathrm{nm}$,$\lambda_0' = 0.05\mathrm{nm}$ 两种情况下分别计算散射角 $\varphi = \pi$ 时康普顿效应波长偏移 $\Delta\lambda$ 和 $\dfrac{\Delta\lambda}{\lambda}$。

解:由康普顿效应公式

$$\Delta\lambda = \frac{h}{m_0 c}(1 - \cos\varphi) = \lambda_c(1 - \cos\pi) = 2.43 \times 10^{-12} \times 2 = 4.86 \times 10^{-12}\mathrm{m} \text{ 于是}$$

$$\frac{\Delta\lambda}{\lambda_0} = \frac{4.86 \times 10^{-12}}{4 \times 10^{-7}} \times 100\% = 0.001\,2\%$$

$$\frac{\Delta\lambda}{\lambda_0'} = \frac{4.86 \times 10^{-12}}{5 \times 10^{-11}} \times 100\% = 9.7\%$$

在两种情况下康普顿效应波长偏移 $\Delta\lambda$ 都是 $4.86 \times 10^{-12}\mathrm{m}$ 即 $0.004\,86\mathrm{nm}$。入射光波长 $\lambda_0 = 400\mathrm{nm}$ 时的 $\dfrac{\Delta\lambda}{\lambda_0}$ 为 $0.001\,2\%$,$\lambda_0' = 0.05\mathrm{nm}$ 时的 $\dfrac{\Delta\lambda}{\lambda_0'}$ 为 9.7%。

可见,只有当入射光波长 λ_0 和康普顿波长 $\lambda_c(\sim 10^{-12}\mathrm{m})$ 可比,即数量级相差不大时,康普顿效应才会显著。故实验中通常选择波长较短的 X 射线来观察康普顿散射。

12-11　电视显像管中加速电压为 9 kV,电子枪的枪直径为 0.1 mm,求电子射出电子枪时横向速度的不确定量,能否将这些电子视为经典粒子？

解:根据坐标与动量的不确定关系

$$\Delta p_x \cdot \Delta x \geqslant h$$
$$m\Delta v \cdot \Delta x \geqslant h$$

得到

$$\Delta v \geqslant \frac{h}{m\Delta x} = \frac{6.626\times10^{-34}}{9.11\times10^{-31}\times0.1\times10^{-3}} = 7.27(\,\mathrm{m\cdot s^{-1}})$$

电子在显像管中的速度为

$$v = \sqrt{\frac{2eU}{m}} = \sqrt{\frac{2\times1.6\times10^{-19}\times9\times10^{3}}{9.11\times10^{-31}}} = 5.62\times10^{7}(\,\mathrm{m\cdot s^{-1}})$$

$$\frac{\Delta v}{v} = \frac{7.27}{5.62\times10^{7}}\times100\% = 1.29\times10^{-5}\%$$

电子射出电子枪时横向速度的不确定量为 $7.27\mathrm{m\cdot s^{-1}}$，因为 $\Delta v \ll v$，所以电子的波动性没有什么实际影响。因而，电子可视为经典粒子，这也是电视图像清晰可见的原因。

12-12　粒子在磁感应强度为 $B = 0.025\mathrm{T}$ 的均匀磁场中沿半径为 $R = 0.83\mathrm{cm}$ 的圆形轨道运动。求：

（1）其德布罗意波波长；

（2）若使质量 $m = 0.1\mathrm{g}$ 的小球以与 α 粒子相同的速度运动，其德布罗意波波长多大？

解：（1）α 粒子所受的洛伦兹力 $qBv = m\dfrac{v^{2}}{R}$，α 粒子的运动速度为

$$v = \frac{qBR}{m} = \frac{2\times1.6\times10^{-19}\times0.025\times0.83\times10^{-2}}{4\times1.66\times10^{-27}} = 10\ 000(\,\mathrm{m\cdot s^{-1}})$$

α 粒子的德布罗意波波长为

$$\lambda = \frac{h}{mv} = \frac{h}{qBR}$$

$$= \frac{6.626\times10^{-34}}{2\times1.6\times10^{-19}\times0.025\times0.83\times10^{-2}}(\,\mathrm{m})$$

$$= 9.98\times10^{-12}(\,\mathrm{m})$$

$$= 9.98\times10^{-3}(\,\mathrm{nm})$$

（2）$\lambda = \dfrac{h}{mv} = \dfrac{6.62\times10^{-34}}{0.1\times10^{-3}\times10^{4}} = 6.626\times10^{-34}(\,\mathrm{m}) = 6.626\times10^{-25}(\,\mathrm{nm})$

α 粒子的德布罗意波波长为 $9.98\times10^{-3}\mathrm{nm}$，小球的德布罗意波波长为 $6.626\times10^{-25}\mathrm{nm}$。可见，粒子的几何尺寸只有在原子范围内才能显示其波动特性。

12-13　氢原子光谱的巴耳末线系中，有一谱线的波长为 $430\mathrm{nm}$。求：

（1）与这一谱线相应的光子的能量；

（2）设该谱线是氢原子由能级 E_n 跃迁到 E_k 产生的，n 和 k 各为多少？

解：（1）$E = h\nu = \dfrac{hc}{\lambda}$

$$= \frac{6.626\times10^{-34}\times3\times10^{8}}{430\times10^{-9}} = 4.62\times10^{-19}(\,\mathrm{J})$$

$$= 2.89(\,\mathrm{eV})$$

（2）根据巴耳末公式

$$\frac{1}{\lambda} = R\left(\frac{1}{2^{2}} - \frac{1}{n^{2}}\right)$$

得到

$$n = \sqrt{\frac{4\lambda R}{\lambda R - 4}} = \sqrt{\frac{4 \times 430 \times 10^{-9} \times 1.097 \times 10^{7}}{430 \times 10^{-9} \times 1.097 \times 10^{7} - 4}} = 5$$

12-14 计算氢原子光谱巴耳末系中波长最长的谱线所对应的光子的波长和能量。

解： 根据巴耳末系公式

$$\frac{1}{\lambda} = R\left(\frac{1}{2^2} - \frac{1}{n^2}\right)$$

最长波长应为

$$\frac{1}{\lambda_{\max}} = R\left(\frac{1}{2^2} - \frac{1}{3^2}\right)$$

$$\lambda_{\max} = \frac{36}{5R} = \frac{36}{5 \times 1.097 \times 10^{7}} = 6.563 \times 10^{-7}(\text{m}) = 656.3(\text{nm})$$

能量为

$$E = h\nu = \frac{hc}{\lambda} = \frac{6.626 \times 10^{-34} \times 3 \times 10^{8}}{6.563 \times 10^{-7}} = 3.03 \times 10^{-19}(\text{J}) = 1.89(\text{eV})$$

12-15 在原子内部，可用四个量子数 n、l、m、m_s 共同确定一个电子运动状态。按泡利不相容原理，在主量子数为 n 的壳层上，最多可容纳多少个电子？

解： 按泡利不相容原理，在主量子数为 n 的壳层上，最多可容纳的电子数为

$$Z_n = \sum_{l=0}^{n-1} 2(2l+1) = \frac{2 + 2(2n-1)}{2}n = 2n^2$$

四、自我评估题

12-1 绝对黑体是这样一种物体，它
    A. 不能吸收也不能发射任何电磁辐射
    B. 不能反射也不能发射任何电磁辐射
    C. 不能发射但能全部吸收任何电磁辐射
    D. 不能反射但可以全部吸收任何电磁辐射
    E. 不能反射也不能吸收任何电磁辐射

（D）

12-2 用频率为 ν 的单色光照射某种金属时，逸出光电子的最大动能为 E_k；若改用频率为 2ν 的单色光照射此种金属时，则逸出光电子的最大动能为
    A. $2E_k$ B. $2h\nu - E_k$ C. $h\nu - E_k$ D. $h\nu + E_k$ E. $h\nu$

（D）

12-3 根据玻尔的理论，氢原子在 $n=5$ 轨道上的角动量与在第一受激态的轨道角动量之比为
    A. 5/4   B. 5/3   C. 5/2   D. 5   E. 10

（C）

12-4 康普顿散射中，当散射光子与入射光子方向成夹角 $\varphi =$ _____ 时，散射光子的频率小得最多；当 $\varphi =$ _____ 时，散射光子的频率与入射光子相同。

（π,0）

12-5 波长为 500nm 的单色光，其光子的动能为 _____。

$(h = 6.626 \times 10^{-34} \text{J} \cdot \text{s}; c = 3 \times 10^{8} \text{m} \cdot \text{s}^{-1})$

$(3.98 \times 10^{-19} \text{J})$

12-6 原子内电子的量子态由 n、l、m 及 m_s 四个量子数表征。当 n、l、m 一定时,不同的量子态数目为_____;当 n、l 一定时,不同的量子态数目为_____;当 n 一定时,不同的量子态数目为_____。

$\left[2, 2 \times (2l+1), 2n^2 \right]$

12-7 设地球的平均温度是 300K,求单色辐出度最大时的波长 λ_m 和 1cm^2 表面积的辐射功率?

$(9.66 \times 10^{-6} \text{m}, 0.046 \text{W})$

12-8 铯的光电效应逸出功为 1.9eV,试求:

(1) 铯的红限频率和红限波长;

(2) 光电子初动能为 0.9eV 时的照射光的波长。

$(4.59 \times 10^{14} \text{Hz}, 654 \text{nm}, 443.8 \text{nm})$

12-9 若电子的物质波波长与光子的波长相同,记为 λ。求它们的动量之比和能量之比。(电子的质量记为 m_e)

$\left(1, \dfrac{c}{v_e} = \dfrac{cm_e\lambda}{h} \right)$

12-10 氢原子被外来单色光激发后产生的光仅有三条谱线,问此外来光的频率为多少?

(提示:先求 n,$n = 3$,然后由玻尔的频率条件求频率 v)

$(v = 2.92 \times 10^{15} \text{Hz})$

(黄 浩)

第十三章 | 原子核和放射性

一、本章内容提要

1. 原子核的组成

（1）原子核：是原子的中心体，其重要特征是带正电和具有一定的质量，由质子 p 和中子 n 两种粒子组成，p 和 n 统称为核子。原子核的形状近似球形，半径小于 10^{-15}m，原子核密度是非常高的，$\rho \approx 10^{17}$kg·m^{-3}。

（2）核素：一类具有确定质子数、核子数和能量状态的中性原子称为核素。

（3）同位素：质子数相同、中子数不同的一类核素，它们在元素周期表中处于同一位置上。同位素的化学性质基本相同，但物理性质可能有很大不同。

同中子异位素：具有相同中子数、不同质子数的一类核素。

同量异位素：质量数相同、质子数不同的一类核素。

同核异能素：质量数和质子数均相同而处于不同能量状态的一类核素。

（4）原子质量单位：规定碳最丰富的同位素 $^{12}_{6}$C 原子质量的 1/12 为原子质量单位 u。1u = 1.660 540×10^{-27}kg。

2. 原子核的自旋和磁矩

（1）原子核的自旋：原子核具有角动量，原子核的角动量习惯上称为核自旋。原子核角动量矢量的大小为：$P_I = \sqrt{I(I+1)}\,\hbar$，式中 $\hbar = h/2\pi$，I 为核自旋量子数，它可以取整数或半整数。原子核角动量在空间上某一选定方向（例如 z 轴方向）上的投影也是量子化的：$p_{Iz} = m_I\hbar$，m_I 是核自旋磁量子数。

（2）原子核的磁矩：$\boldsymbol{\mu}_I = g\dfrac{e}{2m_p}\boldsymbol{P}_I$，式中 m_p 为质子质量，g 为原子核的 g 因子；核磁矩在 z 轴方向上的投影为

$$\mu_{Iz} = g\frac{e}{2m_p}P_{Iz} = g\frac{e}{2m_p}m_I\hbar = gm_I\mu_N \tag{13-1}$$

其中 μ_N 称为核磁子；μ_{Iz} 也是量子化的，共有 $2I+1$ 的取值。组成原子核的质子和中子也具有自旋和磁矩。

3. 核磁共振与磁共振成像简介 自旋角动量不为 0 的原子核具有核磁矩，在外部静磁场和一定频率射频磁场共同作用下会发生核磁共振现象。

利用核磁共振中共振频率对静磁场强度的依赖性，通过频率编码与相位编码，可以进行磁共振成像，以获得人体内部形态以及与疾病相关的信息。

4. 原子核的结合能和质量亏损

（1）质量亏损：组成原子核所有核子的质量与原子核质量之差称为质量亏损。

（2）原子核的结合能：核子结合成原子核时释放的能量称为原子核的结合能。

任意一个核素的结合能 ΔE 为

$$\Delta E = \left[Zm_p + (A-Z)m_n - m_d \right] c^2 = \Delta m \cdot c^2 \tag{13-2}$$

由质能关系计算可知，1u 的质量相当于 931.5MeV 的能量。所以，结合能 ΔE 也可以写成

$$\Delta E(\text{MeV}) = 931.5 \times \Delta m(\text{u})$$

（3）原子核的比结合能：把原子核的结合能 ΔE 除以该原子核的核子数 A 就是比结合能，即平均结合能，它可以用来比较不同原子核的稳定程度。

5. 原子核的衰变类型

（1）α 衰变：质量数 $A>209$ 的放射性核素自发地放射出 α 射线而变成电荷数减少 2、核子数减少 4 的另一种核素的现象称为 α 衰变，衰变式为：

$$_{Z}^{A}X \rightarrow {}_{Z-2}^{A-4}Y + {}_{2}^{4}He + Q \tag{13-3}$$

（2）β 衰变：放射性核素自发地放射出 β 射线（高速电子）或俘获轨道电子而变成另一个核素的现象称为 β 衰变，有 β^-、β^+ 衰变和电子俘获三种类型，它们的衰变式分别为

$$\beta^- 衰变 \quad _{Z}^{A}X \rightarrow {}_{Z+1}^{A}Y + e^- + \overline{\nu_e} + Q \tag{13-4}$$

$$\beta^+ 衰变 \quad _{Z}^{A}X \rightarrow {}_{Z-1}^{A}Y + e^+ + \nu_e + Q \tag{13-5}$$

$$电子俘获 \quad _{Z}^{A}X + e^- \rightarrow {}_{Z-1}^{A}Y + \nu_e + Q \tag{13-6}$$

（3）γ 衰变和内转换：处于激发态的原子核在不改变其组成的情况下，以放出 γ 射线（光子）的形式释放能量而跃迁到较低能级的现象称为 γ 衰变，γ 衰变过程中除能量、角动量守恒外，还要求宇称守恒。在某些情况下，原子核从激发态向较低能级跃迁时不一定放出 γ 光子，而是把这部分能量直接交给核外电子，使其脱离原子的束缚而成为自由电子，这称为内转换，释放的电子称为内转换电子。

6. 原子核的衰变定律　核衰变服从指数规律，即

$$N = N_0 e^{-\lambda t}, \quad N = N_0 \left(\frac{1}{2} \right)^{t/T} \tag{13-7}$$

λ 称为衰变常量。

7. 半衰期、平均寿命、生物半衰期和有效半衰期

（1）半衰期 T：表示放射性核素衰变快慢的物理量，定义为原子核数目因衰变减少到原来的一半所需的时间，称为半衰期，即物理半衰期，$T = \dfrac{\ln 2}{\lambda} = \dfrac{0.693}{\lambda}$。

（2）平均寿命 τ：指放射性核素平均生存的时间，$\tau = \dfrac{1}{\lambda} = 1.44T$。

（3）生物半衰期 T_b：由于各种排泄作用而使生物体内的放射性原子核数目减少一半所需的时间称为生物半衰期。

（4）有效半衰期 T_e：同时考虑物理半衰期和生物半衰期，使生物机体内放射性原子核数目减少一半所需的时间。

$$T_e、T 和 T_b 的关系：\frac{1}{T_e} = \frac{1}{T} + \frac{1}{T_b} \tag{13-8}$$

8. 放射性活度　放射性物质在单位时间内发生衰变的原子核数称为该物质的放射性活度，用 A 表示。

$$A = -\frac{dN}{dt} = \lambda N = A_0 e^{-\lambda t} \quad A = A_0 \left(\frac{1}{2} \right)^{t/T} \tag{13-9}$$

式中 A_0 表示 $t = 0$ 时刻的放射性活度,在国际单位制中,A 的单位是贝可(Bq),1Bq = 1 次核衰变/秒;放射性活度的单位也用居里(Ci)。1Ci = 3.7×10^{10} Bq。

比活度:单位质量放射源的放射性活度;比活度越大,该放射性物质的纯度越高。

9. 级联衰变　许多放射性核素并非一次衰变就达到稳定,而是由于其子核仍具有放射性而继续衰变下去,直到稳定核素才终止,这就是级联衰变。

10. 放射平衡　在级联衰变中,当满足一定条件下,各代核的数量比与时间无关的现象称为放射平衡。

11. 带电粒子与物质的相互作用

(1)电离和激发:α、β 等带电粒子通过物质时,使原子或分子中的电子获得能量,产生离子对,这一过程称为电离;若电子获得的能量只能使它由低能级跃迁到高能级,则称为激发。

(2)散射与轫致辐射:带电粒子通过物质,因受原子核静电场的作用而改变运动方向,叫作散射;带电粒子通过物质时,受到原子核的作用,速度急剧减少,带电粒子的一部分能量以光子的形式发射出来,这种现象称为轫致辐射。

(3)射程与吸收:带电粒子在物质中的运动轨迹的长度称为路程,而运动轨迹沿入射方向的轴上的投影称为射程。带电粒子的能量损失与粒子的动能和吸收物质的性质有关,所以射程直观地反映带电粒子贯穿本领的大小。

(4)电子对湮没:高能正电子进入物质后将很快慢化,然后遇负电子发生湮没,同时发出两个发射方向相差 180°、各自能量均为 0.511MeV 的光子。

12. 光子与物质的相互作用　光子与物质的作用方式主要有三种形式:光电效应、康普顿效应、电子对效应。

13. 中子与物质的相互作用　中子与物质的相互作用主要是受到原子核的散射或与原子核发生核反应。散射分为弹性散射和非弹性散射,中子与原子核发生核反应,其反应的产物有稳定的核素和放射性核素,并伴随有各种射线产生。

14. 辐射剂量

(1)照射量:定义为 $E = dQ/dm$,dQ 是射线在质量为 dm 的干燥空气中形成的任何一种符号(正或负)离子的总电量,其单位用 $C \cdot kg^{-1}$,曾用单位伦琴(R),1R = $2.58 \times 10^{-4} C \cdot kg^{-1}$。它是用来量度 X(γ)射线导致空气电离程度的一个物理量。

(2)吸收剂量:定义为 $D = dE/dm$,表示单位质量的物质所吸收到的辐射能量,单位用戈瑞(Gy)1Gy = $1J \cdot kg^{-1}$,曾用单位拉德(rad),1Gy = 100rad。

(3)当量剂量:表示各种射线或粒子被吸收后引起生物效应的程度,或对生物组织的危险程度,它等于某一组织或器官 T 所接受的平均吸收剂量 $D_{T,R}$ 与辐射权重因子 w_R 的乘积,即:$H_T = w_R \cdot D_{T,R}$,H_T 的单位为希沃特(Sv),1Sv = $1J \cdot kg^{-1}$。曾用单位为雷姆(rem),1rem = 0.01Sv。当量剂量与吸收剂量的量纲相同,但物理意义不同。

(4)最大容许剂量:国际上规定经过长期积累或一次性照射对机体既无损害又不发生遗传危害的最大照射剂量,称为最大容许剂量。

15. 射线的测量原理　根据射线能使物质的原子、分子电离和激发的原理,将射线的能量转变为电流或电压信号,供电子仪器采集。目前使用的射线探测器种类很多,从射线在探测器内产生的效应和探测器的工作介质,可分为气体电离室、闪烁探测器、半导体探测器和热释光剂量计等。

16. 示踪原理　是指用放射性核素作为示踪原子,它们参与体内各种过程的变化,并借助它们放出的射线,在体外探查该元素的行踪,以研究其在体内的分布、转移和代谢,这种方法叫示踪原子法。此外还有体外标本测量法和放射自显影等不同方法。

17. 放射诊断与治疗　放射诊断主要是指放射性核素成像,是一种利用放射性核素示踪方法显示人体内部形态结构和功能信息的医学影像技术,常见有 γ 照射机、SPECT、PET 和 PET-CT 等。放射治疗是治疗肿瘤的一种有效的物理疗法,从射线照射方式可分为外照射、近距离照射和内照射,临床常用的外照射有 ^{60}Co 治疗机、医用直线加速器和 γ-刀等。

二、解题指导——典型例题

本章习题类型可分为:

(1)求质量亏损及结合能,解此类习题应注意反应前后物质质量的变化,然后利用质能关系求解;

(2)有关核衰变的规律问题,求解时要根据衰变常量、半衰期、衰变规律和它们的相互关系;

(3)有关照射量、吸收剂量和剂量当量,求解这类问题要理解各个量的定义及其相互关系。

[例 13-1]　试讨论 $^{16}O \longrightarrow ^{12}C + ^{4}He$ 衰变式是否可能?

解:已知 ^{16}O 原子核的质量 $m(^{16}O) = 15.994\ 915u$,^{12}C 原子核的质量 $m(^{12}C) = 12.000\ 000u$,^{4}He 原子核的质量 $m(^{4}He) = 4.002\ 603u$,质量亏损为

$$\Delta m = m(^{16}O) - m(^{12}C) - m(^{4}He)$$
$$= 15.994\ 915u - 12.000\ 000u - 4.002\ 603u$$
$$= -0.007\ 688u < 0$$

[例 13-2]　临床上常用 ^{59}Fe 检查患者血液的异常情况。已知 ^{59}Fe 的物理半衰期 $T = 46.3d$,生物半衰期 $T_b = 65d$,问者服用 13.5d 后,残留于患者体内的放射性核素的相对量 N/N_0 为多大?

解:根据 T_e、T 和 T_b 之间的关系知 $\frac{1}{T_e} = \frac{1}{T} + \frac{1}{T_b} = \frac{1}{46.3} + \frac{1}{65}$,可得 $T_e = 27d$

再根据放射性核素的衰变规律知

$$\frac{N}{N_0} = \left(\frac{1}{2}\right)^{\frac{t}{T}} = \left(\frac{1}{2}\right)^{\frac{13.5}{27}} = 70.7\%$$

[例 13-3]　向一患者静脉注射含有活度为 3.0×10^5Bq 的放射性 ^{24}Na 的食盐水。10h 后抽取该病人的血液 1cm^3 测得其活度是 30Bq。试估算该患者全身血液的总体积。(已知 ^{24}Na 的半衰期为 $T = 14.8h$)

解:设该患者全身血液的总体积为 V,由于 10h 后抽取该患者的血液 1cm^3 测得其活度是 30Bq,因此 10h 后该患者的全身血液活度为 $30 \times V$ Bq,已知半衰期 $T = 14.8h$,则衰变常量 $\lambda = \ln2/T = 0.693/14.8 = 0.046\ 8h^{-1}$

根据题意知 $A_0 = 3.0 \times 10^5$Bq,由放射性活度 $A = A_0 e^{-\lambda t}$ 知

$$30V = A_0 e^{-\lambda t} = 3.0 \times 10^5 \times e^{-0.046\ 8 \times 10} = 1.878 \times 10^5$$

因此,$V = 6.26 \times 10^3 cm^3 = 6.26L$

[例 13-4]　古尸年代的推算。因为 $^{14}_{6}C$ 是一种放射性核素,在大气中与氧反应生成 CO_2 分子,进入生物体内,地球上生物与大气连续交换 CO_2,故生物体中的 $^{14}_{6}C$ 与 $^{12}_{6}C$ 的比例和大气中存在的 $^{14}_{6}C$ 与 $^{12}_{6}C$ 的比例可视为相等,但生物体死亡后,$^{14}_{6}C$ 断绝供应,而其机体中的 $^{14}_{6}C$ 则以 5 730a 的半衰期连续衰变,因此可以从古尸骨骼取出碳样品,测量 $^{14}_{6}C$ 的衰变率来进行古尸年代的推算。如果从

古尸骨骼中取出质量为 12g(约 1mol)碳样品,测得 $^{14}_{6}C$ 的放射性活度为 1Bq,并假设目前大气的 $^{14}_{6}C$ 与 $^{12}_{6}C$ 比例为 1.30×10^{-12},试推算该古尸的年代。

解: 根据 12g 古尸样品的 $^{14}_{6}C$ 放射性活度可知其含 $^{14}_{6}C$ 核总数

$$N=\frac{A}{\lambda}=\frac{AT}{\ln2}=\frac{1\times5\ 730\times365\times24\times60\times60}{0.693}=2.61\times10^{11}(\text{个})$$

所以古尸样品中的 $^{14}_{6}C$ 与 $^{12}_{6}C$ 比例约为 $\dfrac{2.61\times10^{11}}{6.022\times10^{23}}=4.33\times10^{-13}$

设 12g 古尸样品中当年死亡时的 $^{14}_{6}C$ 核总数为 N_0,由于 $^{12}_{6}C$ 是一种稳定的核素,所以 N_0/N 的比值应等于目前大气的 $^{14}_{6}C$ 与 $^{12}_{6}C$ 比例和古尸样品的 $^{14}_{6}C$ 与 $^{12}_{6}C$ 比例之比,根据 $N=N_0e^{-\lambda t}$ 可知 $\dfrac{N}{N_0}=e^{-\lambda t}=e^{-\ln2/T}$,则

$$t=\frac{\ln(N_0/N)}{\ln2}T=\frac{\ln(1.3\times10^{-12}/4.33\times10^{-13})}{0.693}=9\ 090(\text{年})$$

[**例 13-5**]　一患者体重 60kg,受 8g 纯 ^{60}Co 源照射 30s,若放射源所发出的 γ 射线有 1% 到达患者,试计算患者接受的剂量有多大? 设 ^{60}Co 每次衰变产生两个 γ 光子,每个光子平均能量为 1MeV,在人体组织内减弱一半的厚度为 10cm。

解: 已知 ^{60}Co 的半衰期为 $T=5.27a=1.662\times10^8s$,8g 纯 ^{60}Co 的放射性活度为

$$A=\lambda N=\frac{\ln2}{T}N=\frac{0.693\times8\times6.022\times10^{23}}{1.662\times10^8\times60}=3.35\times10^{14}(\text{Bq})$$

由于 ^{60}Co 每次衰变产生两个 γ 光子,故 8g 纯 ^{60}Co 每秒应该产生 6.7×10^{14} 个 γ 光子。为简化起见,设人体前后的平均厚度为 10cm,根据题意知入射到患者的 γ 射线约有一半穿过人体而未发生相互作用,另一半则被人体吸收。又由于每个光子平均能量为 1MeV,放射源所发出的 γ 射线有 1% 到达患者,因此人体每千克每秒所吸收的能量为

$$E=\frac{6.7\times10^{14}\times1\%\times50\%\times10^6\times1.602\times10^{-19}}{60}=8.94\times10^{-3}\text{J}\cdot\text{kg}^{-1}\cdot\text{s}^{-1}=0.894(\text{rad}\cdot\text{s}^{-1})$$

照射 30s 患者接受的剂量为 $D=0.894\text{rad}\cdot\text{s}^{-1}\times30\text{s}=26.8(\text{rad})$

三、思考题与习题解答

13-1　计算两个 ^2H 原子核结合成一个 ^4He 原子核时释放的能量(以 MeV 为单位)。

解: 已知 ^2H 原子核的质量 $m(^2H)=2.014\ 102u$,^4He 原子核的质量 $m(^4He)=4.002\ 603u$,两个 ^2H 原子核结合成一个 ^4He 原子的质量亏损为

$$\Delta m=2m(^2H)-m(^4He)=2\times2.014\ 102u-4.002\ 603u=0.025\ 601u$$
$$\Delta E=\Delta mc^2=0.025\ 601\times931.5=23.85(\text{MeV})$$

13-2　已知两个氢原子结合成氢分子时释放的能量为 4.73eV,试计算由此发生的质量亏损,并计算 1mol 氢分子的结合能。

解: (1)在质能关系式中,如果质量亏损 Δm 以 u 为单位,ΔE 以 MeV 为单位,则

$$\Delta m=\frac{\Delta E}{931.5}=\frac{4.73\times10^{-6}}{931.5}=5.08\times10^{-9}\text{u}$$

（2）1mol 氢分子的结合能（$1eV = 1.602×10^{-19}J$）

$$\Delta E = 4.73×1.602×10^{-19}×6.022×10^{23} = 4.56×10^5（J·mol^{-1}）$$

13-3　试计算氘核和氦原子核的结合能和比结合能。

解：（1）氘核 $A = 2, Z = 1, m_D = 2.014\ 102u$

$$\Delta E = \Delta mc^2 = [m_p + (A-Z)m_n - m_D]c^2 = 931.5\Delta m$$
$$= 931.5×(1.007\ 825\ 03 + 1.008\ 665 - 2.014\ 102)$$
$$= 2.22MeV$$

$$\varepsilon = \frac{\Delta E}{A} = \frac{2.22}{2} = 1.11（MeV）$$

（2）氦核 $A = 4, Z = 2, m_{He} = 4.002\ 603u$

$$\Delta E = \Delta mc^2 = [Zm_p + (A-Z)m_n - m_{He}]c^2 = 931.5\Delta m$$
$$= 931.5×(2×1.007\ 825\ 03 + 2×1.008\ 665 - 4.002\ 603)$$
$$= 28.30（MeV）$$

$$\varepsilon = \frac{\Delta E}{A} = \frac{28.30}{4} = 7.07（MeV）$$

13-4　0.4g 纯净的 ^{40}K 放射源发生 β 衰变，开始时每秒发射 10^5 个 β 粒子，求 ^{40}K 的衰变常量和半衰期。

解：已知 ^{40}K 的摩尔质量为 $\mu = 40g·mol^{-1}$，质量 $m = 0.4g$，$N_A = 6.022×10^{23}mol^{-1}$，由题意可知：$A = 10^5Bq$，$N = \frac{m}{\mu}N_A = \frac{0.4}{40}N_A$，由 $A = \lambda N$，有

$$\lambda = \frac{A}{N} = \frac{10^5}{\frac{0.4}{40}×6.022×10^{23}} = 1.66×10^{-17}s^{-1}$$

$$T = \frac{\ln2}{\lambda} = 1.32×10^9a$$

13-5　^{32}P 的半衰期是 14.3d，试计算 ^{32}P 的衰变常量 λ、平均寿命和 1μg 纯 ^{32}P 的放射性活度是多少贝可（Bq）？

解：已知 ^{32}P 的摩尔质量为 $\mu = 32g·mol^{-1}$，半衰期 $T = 14.3d$，质量 $m = 1μg = 1.0×10^{-6}g$，$N_A = 6.022×10^{23}mol^{-1}$

^{32}P 的衰变常量 $\lambda = 0.693/T = 0.693/14.3 = 4.85×10^{-2}（d^{-1}）$

^{32}P 的平均寿命 $\tau = \frac{1}{\lambda} = \frac{1}{4.85×10^{-2}} = 20.6（d）$

1μg 纯 ^{32}P 的放射性活度为

$$A = \lambda N = \frac{0.693mN_A}{T\mu} = \frac{0.693×1.0×10^{-6}×6.022×10^{23}}{14.3×24×60×60×32} = 1.06×10^{10}（Bq）$$

13-6　已知 ^{131}I 的半衰期为 8.04d，问在 12 日上午 9 时测量时为 $5.6×10^8Bq$ 的 ^{131}I，到同月 30 日下午 3 时，其放射性活度还有多少？

解：已知 $T = 8.04d$，12 日上午 9 时到同月 30 日下午 3 时的时间间隔为 $\Delta t = (30×24+15) - (12×24+9) = 438h$，根据放射性活度公式知

$$A = A_0e^{-\lambda t} = 5.6×10^8×e^{-0.693×438/(8.04×24)} = 1.16×10^8（Bq）$$

13-7　利用 ^{131}I 的溶液作甲状腺扫描，在溶液出厂时只需注射 0.5ml 就够了。如果溶液出厂后

贮存了 11d, 作同样扫描需注射多少溶液? 已知 ^{131}I 的半衰期是 8.04d。

解: 设溶液出厂贮存了 11d 后, 作同样扫描需注射溶液为 $x$ml, 则 $A \cdot x = A_0 \times 0.5$, 根据放射性活度公式 $A = A_0 e^{-\ln 2t/T}$ 知 $A_0/A = e^{\ln 2t/T}$

$$x = 0.5 A_0/A = 0.5 \times e^{\ln 2t/T} = 0.5 \times e^{0.693 \times 11/8.04} = 1.29 (\text{ml})$$

13-8 一个含 ^3H 样品的放射性活度为 3.7×10^2Bq, 问样品中 ^3H 的含量有多少克? 已知 ^3H 的半衰期是 12.33a。

解: 已知 ^3H 的半衰期 12.33a, 即 $T = 12.33 \times 365 \times 24 \times 60 \times 60 = 3.888 \times 10^8$s, 摩尔质量为 $\mu = 3$g·mol^{-1}, 根据放射性活度公式 $A = \lambda N = \dfrac{0.693 m N_A}{T\mu}$, 则

$$m = \frac{AT\mu}{0.693 N_A} = \frac{3.7 \times 10^2 \times 3.888 \times 10^8 \times 3}{0.693 \times 6.022 \times 10^{23}} = 1.03 \times 10^{-12} (\text{g})$$

13-9 已知 $^{226}_{88}Ra$ 的质量为 1.8×10^{-8}g, 半衰期为 1 620a, 试求 1min 内 $^{226}_{88}Ra$ 放出的射线数是多少?

解: 质量为 1.8×10^{-8}g 的 $^{226}_{88}Ra$ 总核数为 $N_0 = \dfrac{1.8 \times 10^{-8}}{226} \times 6.022 \times 10^{23} = 4.8 \times 10^{13}$, 则其放射性活度为

$$A_0 = \lambda N_0 = \frac{0.693}{T} \times N_0 = \frac{0.693 \times 4.8 \times 10^{13}}{1\,620 \times 365 \times 24 \times 60 \times 60} = 651 (\text{Bq})$$

所以每分钟 $^{226}_{88}Ra$ 放出射线数 $N = A_0 t = 651 \times 60 = 39\,060$。

13-10 设 ^{60}Co 源初装时不含任何杂质, 已知 ^{60}Co 源半衰期为 5.27 年, 活度为 2.24×10^{14}Bq。试计算其质量。

解: 已知 $A_0 = 2.24 \times 10^{14}$Bq, $T = 5.27 \times 365 \times 24 \times 60 \times 60 = 1.662 \times 10^8$s。

根据放射性活度公式得知, 活度为 2.24×10^{14}Bq 的 ^{60}Co 源所含的原子数为

$$N = \frac{A}{\lambda} = \frac{AT}{0.693} = \frac{2.24 \times 10^{14} \times 1.662 \times 10^8}{0.693} = 5.37 \times 10^{22} \text{个}$$

则活度为 2.24×10^{14}Bq 的 ^{60}Co 源的质量为

$$m = \frac{N}{N_A}\mu = \frac{5.37 \times 10^{22}}{6.022 \times 10^{23}} \times 60 = 5.35 (\text{g})$$

13-11 某患者口服 ^{131}I 治疗甲状腺功能亢进症, 设每克甲状腺实际吸收 100μCi 的 ^{131}I, 其有效半衰期约为 5d, 衰变时发出的 β 射线的平均能量为 200keV, 全部在甲状腺内吸收, γ 射线的吸收可忽略不计, 试计算甲状腺接受的吸收剂量。

解: 已知质量 $m = 1$g $= 10^{-3}$kg, 有效半衰期 $T_e = 5$d, β 射线的平均能量 $E = 200$keV $= 3.2 \times 10^{-14}$J, 根据公式 $A_0 = \lambda_e N_0 = \dfrac{0.693 N_0}{T_e}$, 得 $N_0 = \dfrac{A_0 T_e}{0.693}$, 再根据吸收剂量的定义

$$D = \frac{dE}{dm} = \frac{N_0 E}{m} = \frac{A_0 T_e E}{0.693 m} = \frac{100 \times 3.7 \times 10^4 \times 5 \times 24 \times 60 \times 60 \times 3.2 \times 10^{-14}}{0.693 \times 1 \times 10^{-3}} = 73.8 (\text{Gy})$$

13-12 两种放射性核素的半衰期分别为 8d 和 6h, 设含这两种放射性药物的放射性活度相同, 问其中放射性物质的摩尔数相差多少倍?

解: ∵ $A_1 = A_2$, $A = \lambda N$

∴ $\dfrac{N_1}{N_2} = \dfrac{\lambda_2}{\lambda_1} = \dfrac{T_1}{T_2} = \dfrac{8 \times 24}{6} = 32$ 倍

13-13 已知 U_3O_8 中的铀为放射性核素^{238}U,今有 5.0g U_3O_8,试求其放射性活度。已知^{238}U 的半衰期为 $4.47×10^9a$。

解:已知 U_3O_8 的摩尔质量为 $238×3+16×8=842g·mol^{-1}$,5g 的 U_3O_8 中 U 核的数目为 $N=\dfrac{5×3×6.022×10^{23}}{842}$,已知$^{238}U$ 的半衰期 $T=4.47×10^9a$,衰变常量为 $λ=0.693/T$,根据放射性活度公式知

$$A=λN=\frac{0.693}{4.47×10^9×365×24×60×60}×\frac{5×3×6.022×10^{23}}{842}=5.27×10^4(Bq)$$

13-14 将^{60}Co 所产生的剂量减弱为原来的1/2 000 倍,所需铅防护层厚度为多少?(设铅的半价层为 1.06cm)

解:已知 $\dfrac{I}{I_0}=\dfrac{1}{2\ 000}$,铅的半价层 $x_{1/2}=1.06cm$

先求所需半价层个数 n,因为 $\dfrac{I}{I_0}=\left(\dfrac{1}{2}\right)^n=\dfrac{1}{2\ 000}$,所以

$$n=\frac{\ln2\ 000}{\ln2}=10.97≈11$$

所需铅防护层厚度为 $x=n·x_{1/2}=11×1.06=11.66cm$

四、自我评估题

13-1 原子核的比结合能表示原子核的稳定程度,比结合能越大,则

    A. 原子核越不稳定　　　　　　　　B. 分离核子时所需能量越小

    C. 分离核子时向外辐射能量越大　　D. 分离核子时所需能量越大

    (D)

13-2 $β^-$衰变的位移法则是

    A. 子核在元素周期表的位置比母核前移一位

    B. 子核在元素周期表的位置比母核前移两位

    C. 子核在元素周期表的位置比母核后移一位

    D. 子核在元素周期表的位置比母核后移两位

    (C)

13-3 $^{226}_{88}Ra$ 经过一系列衰变后变为$^{206}_{82}Pb$,它经过了

    A. 3 次 α 衰变和 6 次 $β^-$衰变　　　　B. 4 次 α 衰变和 5 次 $β^-$衰变

    C. 5 次 α 衰变和 4 次 $β^-$衰变　　　　D. 8 次 α 衰变和 6 次 $β^-$衰变

    (C)

13-4 放射性同位素衰变的快慢与下列哪个因素有关

    A. 放射性物质本身　　　　　　　　B. 温度

    C. 压强　　　　　　　　　　　　　D. 核素存在的时间

    (A)

13-5 对一种放射性同位素而言,平均寿命与衰变常数的关系为

    A. 成正比　　　B. 成反比　　　C. 指数关系　　　D. 无关

    (B)

13-6 两种放射性核素,其半衰期分别为 T_1 和 T_2;当 $T_1 > T_2$ 时,若要产生相同的放射性活度,所需要的原子核数目 N_1 和 N_2 的关系是_____。

$(N_1 > N_2)$

13-7 受射线照射的每单位质量物质从射线吸收的能量称为_____。

(吸收剂量)

13-8 正电子发射型计算机断层成像(PET)过程中所采用的放射性核素发生的衰变为_____。

$(\beta^+ 衰变)$

13-9 ^{131}I 通常用来做甲状腺功能检查,已知 ^{131}I 的半衰期为 8.04d,试求 ^{131}I 的衰变常量。

$(9.98 \times 10^{-7} s^{-1})$

13-10 某种放射性核素数目经 48h 后是它开始的 12.5%,试求该放射性核素的半衰期。

(16h)

13-11 某种放射性核素,其物理半衰期为 10d,患者服用含该种放射性核素的药物后,测得其有效半衰期为 6d。试求该种核素的生物半衰期。

(15d)

13-12 ^{60}Co 的半衰期为 5.27a,试求 1Ci 的放射性活度所需 ^{60}Co 的质量为多少?

(0.884mg)

13-13 已知 $^{226}_{88}$Ra 的质量为 1.8×10^{-8}g,半衰期为 1 620a,试求:

(1) 1min 内 $^{226}_{88}$Ra 放出的射线数是多少?

(2) 若距 1cm 远处有一面积为 0.03cm^2 的闪烁晶体,设 $^{226}_{88}$Ra 的每束射线可引起一次闪烁,1min 内在闪烁晶体上可出现多少次闪烁?

(39 060;93)

13-14 将少量含有放射钠的溶液注入病人血管,当时的计数率为 12 000 核衰变/min,30h 后抽出 1cm^3 血液,测得计数率为 0.5 核衰变/min。设钠的半衰期为 15h,估算病人的全身血量(不考虑生物效应)。

(6L)

13-15 1.0μg 的 ^{32}P 的放射性活度是多少居里?

(0.284)

(辛浩洋)

第十四章 | X 射线、激光及医学应用

一、本章内容提要

1. **X 射线的产生** 常用的方法是让高速运动的电子受障碍物阻止,利用它们的相互作用产生 X 射线。产生 X 射线的另一种方法是:①由加速的高能带电粒子直接辐射 X 射线,即通过同步辐射产生;②利用高速电子在特定电磁场中的受激辐射产生 X 射线(即 X 射线自由电子激光)。

2. **X 射线的强度** 单位时间内通过与 X 射线方向垂直的单位面积的辐射能。增加 X 射线强度的两种方法是:①增加管电流,使单位时间内轰击阳极靶的高速电子数目增多,从而增加所产生的光子数目;②增加管电压,使每个光子的能量增加。

医学中常用管电流的毫安数(mA)来表示 X 射线的强度大小,称为毫安率。调节灯丝电流可以改变管电流,从而控制 X 射线的强度。

3. **X 射线的硬度** 反应 X 射线的贯穿本领,由 X 射线的波长(光子能量)所决定,与光子数目无关。管电压愈高,产生的 X 射线愈硬,愈不易被物质吸收,贯穿本领愈大。

医学中常用管电压的千伏值(kV)来表示 X 射线的硬度,称为千伏率。调节管电压就可以控制 X 射线的硬度。医学中根据透视、摄影和治疗等不同用途,把 X 射线按硬度分为极软、软、硬和极硬四类。

4. **X 射线谱** X 射线管发出的 X 射线,包含各种波长成分,将其强度按照波长的顺序排列开来的图谱,称为 X 射线谱,X 射线谱包括两部分。

(1) 连续 X 射线谱:连续 X 射线的产生是轫致辐射过程,当高速电子流撞击到阳极靶上,电子在原子核的强电场作用下,速度的大小和方向都发生急剧变化,损失的动能就转化为 X 光子的能量辐射出去。由于每个电子到原子核的距离不同,速度变化情况也各不一样,损失的动能亦不同,所以辐射出来的光子能量具有各种数值,从而形成频率有一定分布的连续 X 射线谱。

当电子的动能全部转化为光子能量时,光子具有最短的波长,即连续 X 射线谱的短波极限 $\lambda_{\min}$

$$\lambda_{\min} = \frac{hc}{e} \cdot \frac{1}{U} = \frac{1.242}{U(\text{kV})}(\text{nm}) \tag{14-1}$$

式中可见,连续 X 射线谱的最短波长 $\lambda_{\min}$ 与管电压 U 成反比。

(2) 标识 X 射线谱:高速电子打出靶原子的内层电子,形成的空位被较外层电子补填产生辐射。由于靶原子具有特定的能级,辐射出的 X 光子能量等于电子跃迁的两个能级能量差,只能是一些靶原子能级决定的特定值,因此该辐射谱被称为标识 X 射线谱。不同元素制成的靶具有不同的标识 X 射线谱,并可以作为这些元素的标识。

电子由不同能级达到同一壳层的空位时发生的谱线,称为标识 X 射线谱的一个线系。X 射线管需要加几十千伏的电压才能激发出某些标识 X 射线系,当 X 射线管的管电压较低时只能产生连续 X 射线。医用 X 射线管发出的主要是连续 X 射线,但是标识 X 射线对于认识原子的壳层结构和

化学元素分析都非常有用。

5. X射线的性质 X射线本质是波长很短($10\sim10^{-3}$nm)的电磁波,也是能量很大的光子流。X射线除具有电磁波的一系列性质外,还有穿透能力强、诱发气体电离、激发荧光物质发光、使照相底片感光及在有机体内诱发生物效应等特性。

6. X射线的衍射 晶体中相邻微粒(原子、分子、离子)间距的数量级与普通X射线的波长相仿,所以晶体微粒有规则排列起来的结构是三维衍射光栅。当X射线以θ角掠射到晶格常数为d的晶体上时,只有满足布拉格定律

$$2d\sin\theta=k\lambda, \quad k=1,2,3\cdots \tag{14-2}$$

在相邻晶面上的反射光之间才能获得相干加强。

X射线衍射是研究晶体结构的主要方法之一,在生物医学上可以用来研究有机体如细胞和蛋白质等的精细结构。

7. X射线与物质的相互作用 光电效应、康普顿效应、电子对效应及其他相干散射等。

8. X射线的衰减 当X射线通过物质时,X光子能与物质中的原子发生多种相互作用。在作用过程中,一部分光子被吸收并转化为其他形式的能量,一部分光子被物质散射而改变方向,因此在X射线原来方向上的强度就衰减了,这种现象称为物质对X射线的吸收。X射线在物质中的衰减规律是

$$I=I_0e^{-\mu x} \tag{14-3}$$

式中μ是该物质的线性衰减系数,x是吸收层厚度。

为了比较不同物质对X射线的吸收本领,引入质量衰减系数$\mu_m=\mu/\rho$(ρ是吸收物质的密度),则衰减规律可表示为

$$I=I_0e^{-\mu_m x_m} \tag{14-4}$$

式中$x_m=\rho x$是质量厚度,它等于单位面积厚度为x的吸收层的质量。一种物质由液、固态转变为气态时,密度和线性衰减系数变化很大,但质量衰减系数并不改变。

9. 衰减系数与波长、原子序数的关系 对医学上常用的低能X射线,光子能量在数十keV到数百keV之间,元素的质量衰减系数与原子序数Z及X射线波长λ的关系为

$$\mu_m=kZ^\alpha\lambda^3 \tag{14-5}$$

式中,k为常数,对于医用X射线,α取3.5左右。吸收物质中含有多种元素时,它的质量衰减系数大约等于各元素的质量衰减系数按质量比例来计算的平均值。

当X射线管发出的含有各种波长的射线进入吸收体后,长波成分比短波成分衰减得快,短波成分所占的比例愈来愈大,平均衰减系数则愈来愈小。即X射线进入物体后愈来愈硬了,这称为X射线的硬化。利用这一原理可以对X射线进行过滤,从而获得硬度较高的窄频X射线。

10. 半价层 即X射线在物质中强度衰减为原来的一半时穿过的物质厚度(或质量厚度)。

$$x_{1/2}=\frac{\ln2}{\mu}=\frac{0.693}{\mu} \tag{14-6}$$

$$x_{m1/2}=\frac{\ln2}{\mu_m}=\frac{0.693}{\mu_m} \tag{14-7}$$

物质的衰减系数与X射线的波长有关,因此以上计算只适用于单色X射线束。X射线主要是连续谱,只能近似地运用指数衰减规律,这时式中的衰减系数应当用各波长衰减系数的一个适当平均值来代替。

11. X射线治疗 X射线通过人体组织时产生的电离等作用可诱发一系列生物效应,对生物组

织细胞有破坏作用,尤其是对于分裂活动旺盛或正在分裂的细胞,其破坏力更强。组织细胞分裂旺盛是癌细胞的特征,因此用X射线照射可以抑制癌细胞的生长或使它坏死。各种癌细胞对X射线的敏感性不一样,因此要根据肿瘤位置及癌细胞种类计算所需的X射线照射量,合理制定放射治疗方案。对经常从事X射线工作的人员要注意防护。

12. X射线诊断 X射线常规透视、摄影、X-CT以及数字减影血管造影技术是医学影像诊断中应用最普遍的检查手段。

(1) 常规透视和摄影的基本原理:由于体内不同组织或脏器对X射线的吸收本领不同,因此强度均匀的X射线透过人体不同部位后的强度呈不均匀分布,将透过人体后的X射线投射到荧光屏或者照相胶片上,就可以观察到组织或脏器的影像。目前,数字化X射线成像技术被普遍使用,实现了对图像的储存、处理、显示和传输。X射线的数字透视、数字摄影、计算机摄影等装置在医院中得到广泛应用。

(2) 人工造影:人体某些脏器或病灶对X射线的吸收本领与周围组织相差很少,在荧光屏或照片上不能显示出来,一种解决办法就是在这些脏器或组织注入衰减系数较大或较小的物质(造影剂)来增加它和周围组织的对比。

(3) 数字减影血管造影:把未注入造影剂时获得的影像称为"原像"或"本底图像",而将血管内注入造影剂后的图像称为"造影像",这两种图像分别以数字形式储存并相减,使充盈造影剂的血管图像保留下来,而骨髓等无关组织的影像则被减影除去。

(4) X-CT的基本原理:X-CT是X射线计算机辅助断层扫描成像装置的简称。

通过X射线管环绕人体某一层面的扫描,利用探测器测得从各个方向透过该层面后的射线强度值(投影矩阵),采用一定的数学方法经计算机求出该层面各体素的衰减系数 μ 值和相应CT值(图像矩阵),然后利用电子学方法通过数模转换、对比度增强等技术重建断层图像。

13. 激光的基本原理

(1) 粒子的能级、基态、激发态、平均寿命、亚稳态

能级(能态):构成物质的粒子(分子、原子、离子等)的能量状态。

基态:最低的能级。

激发态:非基态的能级。

平均寿命:大量粒子在某激发态停留时间的平均值。

亚稳态:平均寿命较长的激发态,约 $10^{-3} \sim 10^{-2}$s。

(2) 受激吸收、自发辐射、受激辐射

受激吸收:当光通过物质时,处于低能级 E_1 的粒子吸收一个能量 $h\nu = E_2 - E_1$ 的光子而向高能级 E_2 跃迁的过程。

自发辐射:处于高能级 E_2 的粒子自发地向较低能级 E_1 跃迁,同时释放出一个能量 $h\nu = E_2 - E_1$ 光子的过程。

受激辐射:一个处于高能级 E_2 的粒子受到一个能量 $h\nu = E_2 - E_1$ 的光子"诱发"而跃迁到低能级 E_1,同时释放一个与"诱发"光子特性完全相同的光子的过程。

(3) 粒子数反转分布:设处于高能级 E_2 与低能级 E_1 的粒子数分别为 N_2 与 N_1,粒子数在能级上 $N_2/N_1 > 1$ 的分布称为粒子数反转分布。

(4) 激光:受激辐射光放大。

(5) 光学谐振腔:光学谐振腔由位于激活介质两端的两块互相平行并与激活介质轴线垂直的光学反射镜(平面或球面)构成,其中一端为全反射镜,反射率接近100%;另一端为部分反射镜,反

射率在 90% 以上。光学谐振腔的主要作用是:①使受激辐射光放大过程能在有限体积的激活介质中持续进行,且在满足阈值条件下形成光振荡,输出激光;②对输出激光束的方向给予限定;③有选频作用;④调整激光的模式;⑤通过调 Q、锁模等技术以改善激光的输出波形。

14. **激光的特性** 与普通光源相比较,激光具有方向性好、亮度高、强度大、单色性好、相干性好、偏振性好等特性,应用极其广泛。

15. 医学领域中的强、弱激光

(1)强激光:对被其照射的生物组织,能直接造成不可逆性损伤的激光。

(2)弱激光:不能直接造成不可逆性损伤的激光。

16. 激光的生物作用与生物效应

(1)激光的生物作用:激光对生物组织所施加的作用,存在于由此引发的一系列理化过程之中。激光的生物作用主要有:热作用、机械作用、光化作用、电磁场作用和生物刺激作用。

(2)激光的生物效应:生物组织因受激光照射而出现的各种应答性反应、效果或变化。

(3)激光机械作用中的几种压强:光压、气流反冲压、内部汽化压、体膨胀超声压、等离子体膨胀压、电致伸缩压。

(4)光化作用的基本规律:光化学第一定律(吸收定律)、光化学第二定律(量子定律)。

(5)光致敏化:指生物系统所特有的由光引起的、在敏化剂参与下发生的化学反应。分为有氧分子参加的光致敏化反应(称为光动力学作用),与无氧分子参加的光致敏化反应。

(6)弱激光刺激作用规律:剂量小时起兴奋作用,剂量大时起抑制作用。刺激作用有累积效应,最终效果取决于总剂量。刺激作用强弱与刺激次数(等间隔、等剂量)的关系呈现出抛物线特征。

(7)临床应用中,强、弱激光的生物作用表现:强激光主要表现为机械作用、电磁场作用与光化作用。弱激光主要表现为生物刺激作用与光化作用。热作用在各类激光中普遍被利用。

(8)影响激光与生物组织相互作用的因素:激光的性能参量。包括波长、作用于靶组织的激光能量与能量密度、激光功率与功率密度、作用时间及其间隔。生物组织的性质,包括组织的物理性质、生物特性、生物剂量。

17. 激光在医学中的应用

(1)基础医学研究方面:研究激光对生物分子、细胞、组织的作用与效应。激光技术应用,包括激光微光束技术、激光流式细胞计、激光拉曼光谱技术、激光多普勒技术、激光全息显微技术、激光扫描共聚焦显微镜等。

(2)临床医学应用:各种激光分析法可用于临床诊断。激光治疗有激光手术治疗、弱激光治疗、激光光动力学疗法、激光内镜术治疗。

18. 激光的危害与防护

(1)直接危害:超阈值的激光照射,将对眼睛、皮肤、神经系统以及内脏造成损伤。

(2)间接危害:与激光器有关的危害,即电损伤、污染物、噪声、软 X 射线以及泵或管的爆裂等。

(3)防护:严格执行国家的有关标准、规定,加强对激光系统及工作环境的监控管理、重视个人防护。

二、解题指导——典型例题

[**例** 14-1] 在 50kV 管电压条件下,求 X 射线管产生的连续 X 射线最高频率。

解:根据公式

$$\lambda_{min} = \frac{1.242}{U(kV)}(nm)$$

可得,连续 X 射线的最短波长为　　$\lambda_{min} = \frac{1.242}{50} = 0.024\ 84(nm)$

该 X 射线管产生的连续 X 射线最高频率则为

$$\nu_{max} = \frac{c}{\lambda_{min}} = \frac{3 \times 10^8}{0.024\ 84 \times 10^{-9}} = 1.208 \times 10^{19}(Hz)$$

[例 14-2]　已知某种物质的线性衰减系数为 $200cm^{-1}$,现有一束单色 X 射线通过该物质后强度减弱了 90%,求该物质的厚度。

解:设投射到该物质上的射线强度为 I_0,被物质衰减的强度则为 $0.9I_0$,因而出射的射线强度为 $0.1I_0$。根据 X 射线的衰减规律 $I = I_0 e^{-\mu x}$,可得

$$0.1I_0 = I_0 e^{-\mu x}, \quad e^{-\mu x} = 0.1$$

因此物质的厚度为　　　　　　　　$x = \frac{\ln 10}{\mu} = \frac{2.30}{200} = 1.15 \times 10^{-2}(cm)$

[例 14-3]　设密度为 $3g \cdot cm^{-3}$ 的物质对于某单色 X 射线束的质量衰减系数为 $0.03cm^2 \cdot g^{-1}$,求该射线束分别穿过厚度为 1mm、5mm 和 10mm 的吸收层后的强度为原来强度的百分数。

解:由 $\mu_m = \mu/\rho$,得衰减系数为 $\mu = \mu_m \times \rho = 0.03 \times 3 = 0.09(cm^{-1})$。

根据 $I = I_0 e^{-\mu x}$,该射线束穿过吸收层后的强度占原来强度的百分数为 $\frac{I}{I_0} = e^{-\mu x}$,

因此,吸收层厚度为 1mm 时,$\frac{I}{I_0} = e^{-\mu x} = e^{-0.09 \times 0.1} = 99.1\%$;

吸收层厚度为 5mm 时,$\frac{I}{I_0} = e^{-\mu x} = e^{-0.09 \times 0.5} = 95.6\%$;

吸收层厚度为 10mm 时,$\frac{I}{I_0} = e^{-\mu x} = e^{-0.09 \times 1} = 91.4\%$。

[例 14-4]　已知晶体的晶格常数为 $2.75 \times 10^{-10}m$,当一束波长范围为 $0.80 \times 10^{-10} \sim 2.0 \times 10^{-10}m$ 的连续 X 射线,以 20°掠射角入射到晶面时,可以产生强烈反射的 X 射线波长是多少?

解:X 射线以 20°掠射角入射时,相邻晶面反射的光程差为

$$\delta = 2d\sin\varphi = 2 \times 2.75 \times 10^{-10} \sin 20° = 1.88 \times 10^{-10}(m)$$

根据布拉格方程 $2d\sin\varphi = \pm k\lambda$,得到可以产生强烈反射的 X 射线波长是

$$\lambda = 1.88 \times 10^{-10}/k(m), \quad k = 1、2、3 \cdots\cdots$$

因此,可以产生强烈反射的 X 射线波长为 $1.88 \times 10^{-10}m(k=1)$ 和 $0.94 \times 10^{-10}m(k=2)$。

[例 14-5]　已知对管电压为 40kV 的 X 射线,人体肌肉和骨骼的线性衰减系数分别为 $0.401\ 2 \times 10^2 m^{-1}$ 和 $2.443\ 4 \times 10^2 m^{-1}$,对管电压为 150kV 的 X 射线,人体肌肉和骨骼的线性衰减系数分别为 $0.184\ 2 \times 10^2 m^{-1}$ 和 $0.391\ 8 \times 10^2 m^{-1}$。若对手部拍片,应采用哪种 X 射线?

解:不同组织的线性衰减系数差别越大,对应的影像反差也越大,更利于观察。

对 40kV 条件下的 X 射线　　　$\frac{\mu_b}{\mu_t} = \frac{2.443\ 4 \times 10^2}{0.401\ 2 \times 10^2} = 6.09$

对 150kV 条件下的 X 射线　　　$\frac{\mu_b}{\mu_t} = \frac{0.391\ 8 \times 10^2}{0.184\ 2 \times 10^2} = 2.13$

可见,管电压为 40kV 的 X 射线对不同组织有着更显著的线性衰减系数差异。因此应采用

40kV 的 X 射线来对手部拍片。

[**例 14-6**] 某种原子具有如下的能态：$E_0 = -13.2\text{eV}$（基态），$E_1 = -11.1\text{eV}$，$E_2 = -10.6\text{eV}$，$E_3 = -9.8\text{eV}$。其中 E_1 是亚稳态，具有激光作用；E_2 态主要向 E_1 态跃迁；E_3 态主要向基态跃迁。问应该用何种波长的光泵来抽运以该原子为激活介质的激光器？它发出激光的波长是多少？此原子属几能级系统？

解：由于 E_3 态主要向基态跃迁，两态之间难以形成粒子数反转分布。E_2 态主要向亚稳态 E_1 跃迁，且 E_1 具有激光作用，使 E_1 与 E_0 两态之间可形成粒子数反转分布。故光泵应实现 $E_0 \to E_2$ 的抽运，而受激辐射应在 $E_1 \to E_0$ 实现。

因为　　$h\nu_{\max} = E_m - E_n, c = \lambda\nu$

所以　　$h\nu_1 = h\dfrac{c}{\lambda_1} = E_2 - E_0$

有　$\lambda_1 = \dfrac{hc}{E_2 - E_0} = \dfrac{6.626 \times 10^{-34} \times 3 \times 10^8}{(-10.6 + 13.2) \times 1.6 \times 10^{-19}}\text{m} = 4.778 \times 10^{-7}\text{m} = 477.8\text{nm}$

$\lambda_2 = \dfrac{hc}{E_1 - E_0} = \dfrac{6.626 \times 10^{-34} \times 3 \times 10^8}{(-11.1 + 13.2) \times 1.6 \times 10^{-19}}\text{m} = 5.916 \times 10^{-7}\text{m} = 591.6\text{nm}$

答：应以 477.8nm 的光泵抽运以该原子为激活介质的激光器，它发出波长为 591.6nm 的激光。此原子属三能级系统。

三、思考题与习题解答

14-1　产生 X 射线必须具备哪些条件？X 射线的发生装置由哪些基本部分组成？

答：产生 X 射线必须具备两个条件：①有高速运动的电子流；②有适当的障碍物——靶，用来阻止电子的运动，把电子的动能转变为 X 射线的能量。X 射线的发生装置有 X 射线管、低压电源、高压电源和整流电路四部分。X 射线管是一只真空玻璃管，其内封装了发射电子的阴极和接受高速电子冲击的阳极靶。低压电源作用于阴极灯丝，通过改变灯丝电流控制发出的热电子数量。高压电源和整流电路提供了阴阳两极之间的直流高压，使得阴极发射的热电子在电场作用下高速奔向阳极。

14-2　什么是 X 射线的强度？什么是 X 射线的硬度？如何调节？

答：X 射线的强度是指单位时间内通过与射线方向垂直的单位面积的辐射能量。通常调节灯丝电流来改变管电流，从而改变 X 射线的强度。X 射线的硬度是指 X 射线的贯穿本领，它只决定于 X 射线的波长（光子能量），而与光子数目无关。通常调节管电压来控制 X 射线的硬度。

14-3　什么是韧致辐射？连续 X 射线谱中的最短波长是如何产生的？

答：当高速电子流撞击到阳极靶上，电子在原子核的强电场作用下，速度的大小和方向都发生急剧变化，损失的动能转化为光子的能量辐射出去，这就是韧致辐射。设管电压为 U，电子电量为 e，则电子具有的最大动能为 eU，这也是光子可能具有的最大能量 $h\nu_{\max}$。连续 X 射线谱中的最短波长 $\lambda_{\min}$ 就是和 $\nu_{\max}$ 相对应的波长。

14-4　标识 X 射线是如何产生的？它与光学光谱的产生有何不同？

答：当高速电子进入靶内时，如果它与某个原子的内层电子发生强烈相互作用，就有可能使该电子从原子中脱出，内层电子原来的位置处则出现一个空位。如果被打出去的是 K 层电子，形成的空位就会被 L、M 或更外层的电子跃迁填补，并在跃迁过程中发出标识 X 射线。标识 X 射线的产生机制和光学光谱的产生机制相类似,区别在于光学光谱是原子的外层电子受激后所辐射,而标识 X 射线是内层电子受激后的结果。

14-5 一连续工作的 X 射线管,工作电压是 250kV,电流是 40mA,假定产生 X 射线的效率是 0.7%,问靶上每分钟会产生多少热量?

解: X 射线管每分钟的总功为

$$W_{总} = UIt = 250 \times 10^3 \times 40 \times 10^{-3} \times 60 = 600(\text{kJ})$$

由题意,产生 X 射线的效率为 0.7%,即 X 射线的能量有 99.3% 转变为热。因此,靶上每分钟会产生的热量 $Q = W_{总} \times 99.3\% = 595.8(\text{kJ})$。

14-6 设 X 射线机的管电压为 80kV,计算光子的最大能量和 X 射线的最短波长。

解: X 射线机中高速电子的最大动能为

$E_{max} = eU = 1.6 \times 10^{-19} \times 80 \times 10^3 = 1.28 \times 10^{-14}(\text{J})$,电子动能全部转变为光子能量时,光子具有最大能量 $1.28 \times 10^{-14}\text{J}$。

此时,X 射线的最短波长为

$$\lambda_{min} = \frac{1.242}{U(\text{kV})} = \frac{1.242}{80} = 0.015\ 5(\text{nm})$$

14-7 一束单色 X 射线,入射至晶面间距为 0.281nm 的单晶体氯化钠的天然晶面上,当掠射角一直减少到 4.1° 时才观察到晶面间的反射叠加峰值,试确定该 X 射线的波长。

解: 掠射角减少时,相邻晶面反射的光程差 $2d\sin\theta$ 也在不断减小。根据布拉格公式 $2d\sin\theta = k\lambda$,以及题中掠射角减少到 4.1° 时才观察到布拉格反射,可以判断此时 $k = 1$,因此,该 X 射线的波长为

$$\lambda = 2d\sin\theta = 2 \times 2.81 \times \sin4.1° = 0.04(\text{nm})$$

14-8 对波长为 0.154nm 的 X 射线,铝的衰减系数为 132cm^{-1},铅的衰减系数为 $2\ 610\text{cm}^{-1}$。要和 1mm 厚的铅层得到相同的防护效果,铝板的厚度应为多少?

解: 要得到相同的防护效果,就是从铅层和铝板出射的 X 射线强度应一致,根据 X 射线的衰减规律 $I = I_0 e^{-\mu x}$,有

$$e^{-\mu_{Al} x_{Al}} = e^{-\mu_{Pb} x_{Pb}}, \quad \mu_{Al} x_{Al} = \mu_{Pb} x_{Pb}$$

因此,和 1mm 厚铅层有相同防护效果的铝板厚度应为

$$x_{Al} = \frac{\mu_{Pb}}{\mu_{Al}} x_{Pb} = \frac{2\ 610}{132} \cdot 1 = 19.8(\text{mm})$$

14-9 一厚为 2×10^{-3}m 的铜片能使单色 X 射线的强度减弱至原来的 1/5,试求铜的线性衰减系数和半价层。

解: 根据 X 射线的衰减规律 $I = I_0 e^{-\mu x} = \frac{1}{5} I_0$,得 $e^{-\mu x} = \frac{1}{5}$。

将铜片的厚度 2×10^{-3}m 代入上式,可得铜的线性衰减系数为

$$\mu = \frac{-\ln 1/5}{x} = \frac{\ln 5}{2 \times 10^{-3}} = 8.05 \times 10^2(\text{m}^{-1}) = 8.05(\text{cm}^{-1})$$

于是,铜的半价层 $x_{1/2} = \frac{0.693}{\mu} = \frac{0.693}{8.05} = 0.086(\text{cm})$。

14-10 X-CT 与常规 X 射线摄影的成像方法有何不同?

解: 常规 X 射线摄影是将强度均匀的 X 射线透过人体某脏器或组织,由于各部位对 X 射线的

吸收不同,因而透过人体的强度不再均匀,把透过人体的 X 射线投射到照相底片上,即可显示人体相应部位的影像。X-CT 是通过 X 射线管环绕人体某一层面的扫描,利用探测器测得从各个方向透过该层面后的 X 射线强度值,根据一定的图像重建方法,利用计算机求得该层面的密度分布图,再通过电子学手段重建出该层面的图像。

14-11　什么是自发辐射与受激辐射? 各有何特点?

答:自发辐射是粒子完全自发地从激发态(E_2)向较低能态(E_1)跃迁,同时释放出光子的过程称为自发辐射。其特点为:①是与外界无关的自发过程;②辐射光子的能量 $h\nu = E_2 - E_1$;③对于不同粒子或同一粒子在不同时刻自发辐射的光子,其特性即频率、相位、行进方向、偏振状态都各不相同,是非相干光;④是一随机过程。普通光源发出的自然光即属这一过程。

受激辐射是一个处于高能态 E_2 的粒子受到一个能量 $h\nu = E_2 - E_1$ 的光子"诱发"而跃迁到较低能态 E_1,同时释放出一个与之特性完全相同的光子的过程称为受激辐射。其特点为:①必须有外界"诱发"光子的作用;②"诱发"光子的能量必须满足条件 $h\nu = E_2 - E_1$,且该两能级间的跃迁是被"选择定则"允许的;③辐射光子与"诱发"光子特性完全相同,是相干光;④具有光放大作用。

14-12　什么是粒子数反转分布? 实现粒子数反转分布需要什么条件?

答:设处于高能级 E_2 与低能级 E_1 的粒子数分别为 N_2 与 N_1,粒子数在能级上能实现 $N_2/N_1 > 1$ 的分布称为粒子数反转分布。实现这种分布的条件有两个:①必有外界能源供给能量,使在正常分布下处于低能态的大量粒子被激发到较高能态。②介质具有两个以上与反转分布有关,且有亚稳态的能级结构,即应是激活介质。

14-13　试述激光产生的基本思想。

答:要产生激光,必须实现光的受激辐射放大,并使受激辐射能持续进行。

获得激光输出的过程是:激励装置供能使激活介质在辅助物质促进下实现粒子数反转分布——诱发光子(来自外界或自发辐射)诱发引起受激辐射光放大——光放大在光学谐振腔内持续进行,当满足阈值条件(增益大于或等于损耗)后形成稳定的光振荡,在其部分反射镜一端输出即为激光。

14-14　激光与自然光相比有哪些特点?

答:与普通光源相比较,激光具有方向性好、亮度高、强度大、单色性好、相干性好、偏振性好等特性。

14-15　激光有哪些生物作用? 影响激光生物作用的因素有哪些?

答:激光的生物作用主要有热作用、机械作用、光化作用、电磁场作用和生物刺激作用。

影响激光与生物组织相互作用的因素有:①激光的性能参量,包括波长、作用于靶组织的激光能量与能量密度、激光功率与功率密度、作用时间及其间隔。②生物组织的性质,包括组织的物理性质、生物特性、生物剂量。

14-16　激光在医学领域有哪些主要应用?

答:在基础医学研究方面:研究激光对生物分子、细胞、组织的作用与效应;激光技术应用包括:激光微光束技术、激光流式细胞计、激光拉曼光谱技术、激光多普勒技术、激光全息显微技术、激光扫描共聚焦显微镜等。临床医学应用:各种激光分析法可用于临床诊断;激光治疗有:激光手术治疗、弱激光治疗、激光光动力学疗法、激光内镜术治疗。

14-17　如何采取对激光的防护措施?

答:加强对激光系统及工作环境的监控管理:对激光器应有明显的专用标志,应有自动显示、报警、停车装置,室内充分通风,光线充足,有吸、排烟装置消除有害物质等。重视个人防护:对人员要培训,严格按规章操作;避免直接或间接(反射或漫反射)的激光照射,佩戴与激光输出波长相匹配的防护眼镜以及尽量减少身体暴露部位,以使人体接触的激光剂量在国家安全标准之内;严格实行医学监督,定期对工作人员进行体检。

四、自我评估题

14-1　X射线管的管电压一般为

  A. 几十伏　　　　　　　B. 几百伏　　　　　　　　C. 几千伏

  D.几万至几十万伏　　　E. 几十万伏至几百万伏

(D)

14-2　以下关于连续X射线的解释,正确的是

  A. 连续X射线是高速电子与靶物质轨道电子相互作用的结果

  B. 连续X射线是高速电子与靶物质的原子核电场相互作用的结果

  C. 连续X射线的最大能量决定于管电流

  D. 连续X射线的最大能量决定于靶物质的原子序数

  E. 连续X射线的最短波长与靶材料有关

(B)

14-3　标识X射线的波长仅取决于

  A. 阳极靶物质　　　　　B.管电压　　　　　　　　C. 管电流

  D. 灯丝温度　　　　　　E. 阴极材料

(A)

14-4　X射线的贯穿本领决定于

  A. X射线的强度　　　　B. X射线的硬度　　　　　C. 阳极靶面积

  D. 照射物质的时间　　　E. 以上都有关系

(B)

14-5　X射线管中,电子轰击靶时能量转换最多的是

  A. 短波长X射线　　　　B. 长波长X射线　　　　　C. 标识X射线

  D. 连续X射线　　　　　E. 热量

(E)

14-6　物质对一定波长X射线的质量衰减系数与物质原子序数的关系是

  A. 原子序数越大,质量衰减系数越大

  B. 原子序数越大,质量衰减系数越小

  C. 质量衰减系数与原子序数成正比

  D. 质量衰减系数与原子序数成反比

  E. 质量衰减系数与原子序数无关

(A)

14-7　一单能X射线通过3个半价层的厚度后,强度为原来的

  A. 1/3　　　B. 1/4　　　C. 1/6　　　D. 1/8　　　E. 1/16

(D)

14-8　按照原子的量子理论,原子可以通过自发辐射和受激辐射的方式发光,它们所产生的光

的特点是
  A. 前者是相干光,后者是非相干光
  B. 前者是非相干光,后者是相干光
  C. 两者都是相干光
  D. 两者是非相干光
  E. 两者可能都是相干光,也可能都是非相干光

（ B ）

14-9　粒子数反转分布的大概情况是
  A. 自发辐射粒子数多
  B. 低能级粒子数多
  C. 高能级粒子数多
  D. 高能级粒子数与低能级粒子数分布不稳定
  E. 高能级粒子数与低能级粒子数随机分布

（ C ）

14-10　激励过程是指
  A. 向激光工作物质提供能量
  B. 激光工作物质向外辐射能量
  C. 将自发辐射粒子转移到低能级
  D. 将受激辐射粒子转移到低能级
  E. 将高能态粒子转移到低能级

（ A ）

14-11　激光器中的光学谐振腔的作用
  A. 可提高激光束的方向性,不能提高激光束的单色性
  B. 不能提高激光束的方向性,能提高激光束的单色性
  C. 可提高激光束的方向性,也能提高激光束的单色性
  D. 不能提高激光束的方向性,也不能提高激光束的单色性
  E. 可能只是提高激光束的方向性,也可能只是提高激光束的单色性

（ C ）

14-12　X 射线在空间某一点的强度是指单位时间内通过垂直于 X 射线传播方向上的单位面积上的_____与 _____乘积的总和。

（光子数量;光子能量）

14-13　若已知 X 射线管上的电压增加了一倍后,连续 X 射线谱的最短波长变化了 0.05nm,则原来的 X 射线谱的最短波长为_____。

（0.1nm）

14-14　已知人体肌肉的密度为 $1.04\times10^3\text{kg}\cdot\text{m}^{-3}$,人体肌肉对 X 射线(管电压 60kV)的线性衰减系数为 24.55m^{-1},则人体肌肉对该 X 射线的质量衰减系数为_____。

（0.023 6$\text{m}^2\cdot\text{kg}^{-1}$）

14-15　两种物质对某 X 射线吸收的半价层之比为 $1:\sqrt{2}$,则它们的吸收系数之比为_____。

（$\sqrt{2}:1$）

14-16　激光的特点是_____、_____、_____、_____、_____。

（方向性好；亮度高强度大；单色性好；相干性好；偏振性好）

14-17　激光的生物作用主要有_____、_____、_____、_____、_____。

（热作用；机械作用；光化作用；电磁场作用；生物刺激作用）

14-18　防止激光对人体造成危害的安全措施包括_____、_____。

（对激光系统及工作环境的监控管理；个人防护）

14-19　如果要得到最短波长为 0.05nm 的 X 射线，至少要加多大的管电压？在此情况下，电子运动到阳极具有多大的动能？

（24.8kV；3.97×10^{-15}J）

14-20　对波长为 0.154nm 的射线，铝、镍和铅的线性衰减系数分别为 132cm^{-1}、427cm^{-1}、2 610cm^{-1}，若把它们作为吸收体，求透射出的 X 射线强度衰减为原来 20% 的厚度。

（1.22×10^{-2}cm；3.77×10^{-3}cm；6.17×10^{-4}cm）

14-21　已知水对能量为 1MeV 的 X 射线的"半价层"为 10.2cm，求：

（1）水的线性衰减系数和质量衰减系数；

（2）此 X 射线的波长。

（0.067 9cm^{-1}；0.067 9cm^2·g^{-1}；1.24×10^{-12}m）

14-22　已知氯化钠的晶体结构是简单的立方点阵，用波长为 0.154nm 的 X 射线入射在氯化钠晶体表面上，在掠射角从零开始增加到 15.8° 时，才观察到布拉格反射，求相邻两离子之间的平均距离。

（0.283nm）

14-23　X 射线的硬度为什么能够用管电压表示？在 X 射线透视照相时，是否硬度越高越好？硬度应当怎样才适合？

（盖立平）